S'embellir petit à petit

Faites-Les Pousser!
Cultivez-Les!

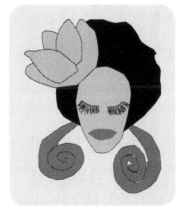

COMMENT FAIRE POUSSER
LE CHEVEU AFRO AU MIEUX EN UN TEMPS
RELATIVEMENT COURT

Traduit de l'anglais par Joshua Adams

Chicoro

S'embellir petit à petit—Cultivez-les! Comment faire pousser des cheveux afro au mieux en un temps relativement court par Chicoro.

ISBN 13: 978-0-9820689-4-6
ISBN 10: 0-9820689-4-8
Library of Congress Control Number: 2015955446
Imprimé aux Etats-Unis d'Amérique

10 9 8 7 6 5 4 3 2 1

Publié par ChicoroGYA Publishing
http://beautifybitbybit-chicoro.blogspot.fr/
Youtube: MsChicoro
chicoro@beautifybitbybitgi.com

Photographies de Mark Oehler, www.mark-oehler.com
Bijoux pour cheveux conçus par Chicoro et créés par Candice Lyman
Conception graphique de la couverture par BookCoverExpress.com
Conception du contenu & Typographies par Jill Ronsley,
SunEditWrite.com

Titre original: Grow It! How to Grow Afro-Textured Hair to Maximum Lengths in the Shortest Time

Responsabilités légales

Le lecteur doit utiliser les informations contenues dans cet ouvrage en fonction de son propre jugement. L'auteure et l'éditeur ne sont pas des professionnels du soin du cheveu, esthéticiens, coiffeurs, ou cosmétologues. Le lecteur peut toutefois demander conseil à des professionnels si besoin.

Les conseils et informations de l'auteure sont basés sur des années d'expérience, afin d'obtenir des cheveux afro épais, longs, et en bonne santé. Cette expérience inclut des recherches faites à partir de cahiers d'études, de formations suivies, d'un travail sur ses propres cheveux et sur les cheveux d'autres sujets.

Dédicace

À mon merveilleux et précieux père qui
a toujours cru en ma beauté, en mes dons et en moi.
Même aujourd'hui tes conseils, et ta guidance
résonnent encore en moi. Papa, tu m'as toujours affirmé
que je pouvais y arriver. J'espère que tu es fière de moi.
Tu me manques, mais je sais que quoi qu'il arrive, tu seras
toujours à mes côtés comme tu me l'as promis.

Table des matières

Merci à

Claire Choutedjem Djodji

Remerciements

De gros bisous et câlins aux quatre pierres angulaires qui sont ancrées dans ma vie depuis ma naissance : Christine, Audrey, Janice et Virginia. Votre force calme, sagesse, perspicacité et soutien sont pour le moins étonnants.

Un grand merci à mes muses, Caroline C. et Miles M. Caroline qui m'a si gentiment suggéré d'écrire ce que j'avais partagé avec d'autres toutes ces années, et Miles qui m'a aidée à franchir ses murs de briques, avec ses mots d'encouragement et des suggestions sans fin.

Comment utiliser ce livre

L'objectif de ce livre est d'attirer l'attention sur la manière d'améliorer la pousse du cheveu, de comprendre et de maintenir votre croissance capillaire. Les informations données ici, n'ont rien de nouveau ou d'objectif. Il s'agit de mon propre point de vue découlant de ma vision du monde du cheveu. J'ai basé mon opinion sur mes recherches, observations et expériences. J'y ai apposé mon propre sceau pour vous aider à faire pousser vos cheveux.

Ceci est le premier ouvrage qui porte toute son attention uniquement sur la manière de faire pousser des cheveux afro, naturels, sains, et plus longs.Quel programme, n'est-ce-pas ! Ce livre vous guidera à travers différentes méthodes pour garder vos longueurs qui poussent.

Certaines techniques faisant partie de la méthode *Grow It*, telles que le brossage du cheveu après avoir appliqué un après-shampoing, pourraient ne pas convenir à un cheveu afro défrisé ; les mèches de cheveux défrisés étant beaucoup plus fragiles que celles n'ayant pas subi de traitement défrisant chimique. J'ai, pour ma part, utilisé avec succès la méthode *Grow It* au complet, alors que mes cheveux étaient défrisés, mais vous devrez juger par vous-même les techniques qui fonctionnent le mieux pour vous.

Ce livre s'adresse en priorité aux femmes qui ont des cheveux relativement en bonne santé, sans antécédent médical capillaire, ou condition spéciale.

La méthode *Grow It* peut s'adapter à toute forme de régime de soins du cheveu, ou de routine, y compris le vôtre. Elle ne dépend d'aucun ingrédient, produit ou marque de produits. Cette méthode est un outil qui vous permettra d'atteindre vos objectifs, et d'éviter tout obstacle.

Ouvrez la porte à votre imagination et utilisez ce livre afin de célébrer et de renforcer votre aventure capillaire. Commencez avec ce que vous avez sur la tête et laissez-vous aller corps et âme. Abandonnez vos préoccupations et remplacez-les par la perfection. Les filles, ne vous inquiétez pas de faire les choses parfaitement, car la perfection n'existe pas. Prenez des risques avec vos cheveux, même si au début ils ne dépassent pas le périmètre du miroir de votre salle de bain, la porte fermée à double-tour. Et souvenez-vous que vous pouvez retourner à vos anciennes pratiques à n'importe quelle étape de la méthode *Grow It*.

Je pense, cela-dit, avoir quelques astuces dans le domaine du cheveu afro, pour vous aider à faire pousser les vôtres, alors c'est parti ! Vous pouvez avoir des cheveux plus longs et en meilleure santé. Tout ce dont vous avez besoin est une pincée de confiance et de savoir, un brin de patience et de persistance.

PARTIE I

Mon Histoire

*Embrassez et acceptez vos cheveux
pour ce qu'ils sont aujourd'hui.
Seulement à cet instant vous pourrez
découvir, cultiver et révéler leur véritable et
inestimable beauté de demain.*

CHAPITRE 1

Le Début D'un Voyage

Tyrone le coiffeur parla de moi à ma mère. D'un ton impatient il dit : « On peut voir à travers ses cheveux, ils sont secs et fins ! »

Il tira dessus en les regardant avec dégoût. Les ciseaux qu'il tenait de la main droite brillaient, prêts à engloutir mes cheveux abîmés. Démunie, je lui permis de plonger, d'un signe de tête plein de larmes, sans condition et sans merci, ces ciseaux brillants, dans mes cheveux.

C'était lui l'expert en la matière. Il savait ce qui était le mieux pour moi, n'est-ce-pas ?

Avant de rentrer chez ce coiffeur, j'avais deux couettes qui descendaient jusqu'au milieu de mon dos. En ressortant, ils étaient dégradés et touchaient à peine le haut de mes épaules. Et pour en rajouter une couche, le collègue de Tyrone ne put se retenir de me fixer en faisant des commentaires à sa cliente : « Tyrone n'était vraiment pas obligé de couper tous les cheveux de la petite comme ça ! »

Depuis ce jour-là, la santé de mes cheveux dégringola avec mon estime de moi. Pour dire vrai, avant même que je ne rentre dans ce salon de coiffure, j'avais négligé mes cheveux au point de les abîmer. Leur état n'était pas la faute de Tyrone mais bien la mienne.

Cette expérience me laissa ce jour-là, face à deux aventures essentielles. La première était d'apprendre à avoir assez confiance en moi pour ne plus jamais laisser mon pouvoir à quiconque. Car non seulement j'avais laissé mon pouvoir et le destin de mes cheveux entre les mains du coiffeur parce que je le pensais expert. Mais pire encore, j'avais placé la responsabilité de mon être entre les mains d'un inconnu.

Sachez que personne ne peut vous enlever votre pouvoir sauf si vous lui en donnez la possibilité. Vous êtes fondamentalement responsable de ce que vous laissez rentrer et sortir de votre vie.

Le second voyage que je commençais ce jour-là était directement lié aux cheveux. J'étais déterminée à découvrir une méthode modélisable, qui me permettrait de faire pousser de longs cheveux. J'étais plus que déterminée à trouver le moyen de récupérer la longueur que j'avais laissé le coiffeur me prendre. Mon ignorance était la principale fautive dans la dégradation de mes cheveux. La connaissance m'aiderait à renverser cette situation.

CHAPITRE 2

La Goutte D'eau Qui Fit Déborder Le Vase

Durant toute ma période de lycée, je demandais à chaque fille aux cheveux longs, quelle que soit sa race, de quelle manière elle avait procédé pour que ses cheveux atteignent de telles longueurs. Ma question préférée était : « Comment fais-tu pour les faire pousser aussi longs ? ». Même si la plupart me donnaient une réponse, aucune d'entre elles n'en avait la moindre idée. En réalité, elles n'en savaient pas plus que moi sur la manière d'en arriver là.

Par la suite, j'entendis dire qu'un certain défrisant les faisait pousser plus efficacement. Alors, pendant mon année de terminale, juste après qu'on ait pris les photos de classe, je me décidai à me procurer le même défrisant. Mais je ne l'aimais pas du tout, et je commençai, sans même le savoir, ma transition le jour suivant. J'entends par transition la simple prise de décision de ne plus mettre de défrisant chimique dans mes cheveux.

Mes cheveux restèrent au niveau de mes clavicules, du lycée à l'université. Des fois, ils descendaient jusqu'au niveau de mes aisselles, mais ils étaient toujours secs, cassants, rugueux et fourchus. Ainsi tout au long de mon lycée, et bien après mes années de fac, mes longs cheveux n'étaient qu'un pâle souvenir.

Une fois à l'université, de nouvelles repousses commencèrent à voir le jour sans que j'utilise de défrisant chimique. Je voulais m'en libérer aussi bien physiquement que spirituellement.

J'avais trouvé, pendant ma dernière année de lycée, un hydratant pour cheveux bouclés à base de glycérine, dont je saturais mes cheveux alors à moitié défrisés. Un jour, lors d'un cours magistral, j'étais perdue dans mes pensées, et je commençai à tirer sur mes pointes. Elles étaient fourchues, rugueuses, ternes, et d'une teinte grisâtre sur la fin. Ce jour-là, mes cheveux étaient tressés en plusieurs grosses nattes attachées par de gros élastiques. J'avais laissé dépasser les pointes que je n'avais pas tressées jusqu'au bout. Je me souviens très bien d'avoir regardé mes cheveux avec dégoût, comme l'avait si bien fait Tyrone, des années en arrière. (Plus tard, j'apprendrai que cette dégradation du cheveu portait un nom : le *weathering*).

Soudain, la sensation de tiraillement disparut. Pendant un bref instant, j'étais confuse car je ne sentais plus mes cheveux entremes doigts. À ce moment-là, je réalisai que les cheveux qui se trouvaient en dessous de l'élastique, étaient restés, morts, fragiles, et secs dans mes mains. Cinq centimètres venaient de casser. Honteuse et gênée, je tins ma mèche cachée dans la paume de ma main jusqu'à la fin du cours. Je cherchai ensuite une poubelle, avec un couvercle pour jeter discrètement cette mèche sèche et sans vie. Je ne voulais que personne ne découvre que j'en savais si peu sur mes propres cheveux que je n'arrivais même pas à les garder sur ma tête. Ce fut la goutte d'eau qui fit déborder le vase ! Je me mis coûte que coûte à la recherche d'une solution.

CHAPITRE 3

Une Lueur D'espoir

Je me mis à lire des livres et des articles sur la manière de faire pousser ses cheveux mais la plupart des informations que je trouvais, se focalisaient plus sur l'utilisation et la vente de produits et gammes de produits, qu'au traitement du cheveu lui-même. Certaines de ces informations étaient intéressantes mais le plus souvent ce n'était que des réminiscences de choses que je savais déjà.

Je ne savais pas grand chose à l'époque, et cela ne m'aidait pas vraiment à faire des progrès, et à redonner une santé à mes cheveux. Certaines informations étaient désastreuses pour eux, ce qui me rendit sceptique à l'égard de tout produit ou livre qui disait pouvoir m'aider.

Un jour, alors que je feuilletai un magazine spécialement dédié aux femmes afro-américaines, je vis une pub sur une nouvelle gamme de produits de soins pour cheveux. La mannequin qui figurait sur la pub disait qu'elle avait elle-même créé ses propres produits, et qu'elle les avait utilisés pour faire pousser ses cheveux.

Ce qui attira mon attention fut l'offre d'un petit fascicule sur le soin du cheveu, jointe à la pub. Je composai le numéro et je commandai mon fascicule. Pour la première fois, je découvris à l'intérieur, une afro-américaine avec de cheveux défrisés en bonne santé, descendant jusqu'à sa taille. Dans ce petit fascicule, elle partageait ses secrets. Grâce à elle, j'appris comment laver mes cheveux plus souvent, et comment les coiffer pour les protéger. Elle suggérait de se laver les cheveux au moins une fois par semaine.

Avant cela, je les lavais en moyenne toutes les deux semaines, voire deux fois par mois. J'augmentai alors ma fréquence de lavage à une fois par semaine.

Cela dit, je n'étais pas une grande fan de ses conseils sur la taille des pointes. (Plus tard, je réalisais que tailler mes pointes comme le recommandaient cette mannequin, et plusieurs articles et livres que j'avais lus, était une des raisons majeures pour lesquelles mes cheveux étaient restés courts). Mais le plus important était le fait qu'elle rendait les choses tellement simples en disant qu'il était facile de faire pousser ses cheveux à de belles longueurs.

J'avais enfin trouvé quelqu'un qui confirmait ce en quoi j'avais toujours cru, qu'il était bien possible de faire pousser des cheveuxafro. À partir de ce moment, je fus capable de faire pousser mes cheveux jusqu'en bas de mon dos, mais ils commencèrent à fourcher, à être fragiles, secs, et grisâtres. Ils n'étaient jamais soyeux lorsque je les lissais. Je pensais alors que si j'apportais une source de chaleur en même temps, ils seraient plus lisses. Ce ne sont que des années plus tard que j'appris que plus les cheveux sont robustes, moins ils nécessitent une source de chaleur pour les rendre soyeux et brillants.

CHAPITRE 4

La Découverte

Quelques années après la fac, alors que j'étais bien installée dans ma carrière, j'obtins un poste au Mexique. Ça c'était la bonne nouvelle. La mauvaise était que j'étais à nouveau en transition, cette fois du deuxième défrisant chimique, et je savais pertinemment que je ne chercherai pas les services d'une esthéticienne mexicaine pour mes retouches. Cela dit, je n'allais pas passer à côté d'un travail de rêve à cause de mes cheveux.

J'essayais donc de garder ce mélange de moitié naturel, moitié défrisé le plus longtemps possible mais malheureusement, lorsqu'une année passa après mes dernières retouches, mes cheveux défrisés commencèrent à casser. Je décidai alors de les couper ne gardant que la partie naturelle de mes cheveux. Ils étaient revenus à mes épaules, je n'avais plus de fourches ou de nœuds et ils étaient de nouveau doux au toucher. Mais lorsqu'ils dépassèrent mes épaules, les pointes recommencèrent à s'abîmer.

À ce moment-là, je compris que mes pointes demandaient des soins particuliers. Elles avaient besoin de rester hydratées, et le soin hydratant devait être scellé à l'intérieur des cheveux. J'essayai donc différentes manières d'arriver à mes fins. Au fur et à mesure que le temps passait, je fis de nouvelles découvertes que j'améliorais jusqu'à la méthode *Grow It*.

Cette méthode est un modèle. Un modèle représente la manière dont chacun perçoit le monde. Il vous permet de trier et de classer la quantité d'informations qui vous vient tous les jours, pour que les informations qui vous correspondent puissent intégrer votre paradigme et votre vision du monde. La plupart d'entre nous, fait le tri entre ce qui convient à son système de pensée et ce qui ne lui convient pas.

Faites attention à ce que vous considérez être vrai ou faux. Soyez méticuleuse et consciente du modèle que vous construirez. Une fois qu'il fera partie de vous, il vous sera difficile de le modifier ou de vous en débarrasser. Le pire et le plus néfaste modèle de pensée attribué aux cheveux afro, est cette croyance qu'ils ne poussent pas. Si c'est le genre de modèle que vous avez à l'esprit, vous l'avez au moins mis de côté un instant, sinon vous ne seriez pas en train de lire ces lignes.

Qu'est ce que la méthode *Grow It* ?

PARTIE II

La Méthode Grow It

Une simple goutte tombant dans une grande
étendue d'eau, crée des cercles concentriques
dont l'impact est beaucoup plus grand
que l'on pourrait imaginer.
Un à la fois, le plus petit ajustement
peut transformer vos cheveux.
Ne poursuivez pas vos objectifs capillaires
comme une entreprise superficielle.
Il se pourrait qu'ils vous emmènent dans des
lieux que vous n'avez vu qu'en rêve.

CHAPITRE 5

La Méthode Grow It Clairement Définie

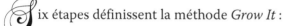ix étapes définissent la méthode *Grow It* :

1. Démêlez vos cheveux avant de les laver. Procédez en deux temps. Démêlez d'abord vos cheveux lorsqu'ils sont secs, puis lorsqu'ils sont humides. Commencez juste avec vos doigts.

2. Lavez vos cheveux régulièrement. Une fois par semaine est un bon début. Certaines d'entre vous préféreront les laver plus souvent et d'autres moins. Les différentes coiffures et préférences vous guideront sur la fréquence de lavage à utiliser. Les cheveux sales et alourdis par différents produits rendront vos cheveux plus sensibles à la casse que des cheveux propres.

3. Soignez vos cheveux intelligemment. Ce n'est pas parce qu'il est inscrit « après-shampoing » sur une bouteille que cela signifie que vous en avez besoin à ce moment-là. Les besoins de vos cheveux doivent aiguiller votre choix d'après-shampoing et son utilisation.

4. Hydratez vos cheveux. Cela implique toujours une solution à base d'eau, ou d'un produit liquide. L'hydratation peut s'avérer aussi simple que d'utiliser de l'eau, ou complexe si vous créez vos propres produits.

5. Protégez vos précieux cheveux de toutes les agressions possibles. Il est tout à fait possible de porter ses cheveux librement et qu'ils soient quand même protégés.

6. Faites pousser vos cheveux, cultivez-les. Ceci semble être quelque chose dont vous n'avez pas le contrôle, mais en réalité vous l'avez parfaitement ! Je vous décrirai une technique de taille qui vous aidera à avoir de belles pointes bien épaisses, plus rapidement que les techniques ordinaires. Je la nomme la méthode *Goal Point*. C'est une méthode qui touche votre état d'esprit plus que la croissance physique de vos cheveux.

Ces étapes peuvent être accomplies avec les ingrédients ou produits de votre choix. A chaque tête son produit. Découvrir vos produits ne peut se faire qu'à travers vos expériences personnelles, bonnes et mauvaises. Personne ne pourra le faire à votre place. La méthode *Grow It* peut vous aider à réduire vos pistes de recherche.

La différence avec cette méthode est qu'elle est facile à suivre, et ne se base sur aucun produit spécifique. Ce modèle vous donne une base à laquelle vous raccrocher. Lorsque vous aurez compris et intériorisé cette méthode, vous pourrez la modifier pour qu'elle rentre en adéquation avec votre mode de vie. Vous pourrez l'utiliser avec les produits qui fonctionnent pour vous dans votre quotidien, ou avec des produits que vous découvrirez pendant votre voyage capillaire.

CHAPITRE 6

La Science Cachée De La Méthode Grow It

Il existe bien une science cachée derrière la méthode *Grow It*. Je ne l'ai découverte que longtemps après avoir mis en place cette méthode, et que mes cheveux soient forts pendant des années.

Avez-vous remarqué que j'ai utilisé le mot « découverte » et «non « invention » ? Un bon modèle est calqué sur les lois de la nature, et celles-ci sont construites sur des vérités qui ne peuvent être que découvertes. La science qui se cache derrière cette méthode est réellement la science du cheveu. Il est donc important de la connaître et de la comprendre.

Une méthode prend du sens lorsque vous l'avez comprise. Vous pouvez l'utiliser comme modèle afin d'analyser votre propre situation, et utiliser les outils dont vous avez besoin. Vous pourrez alors déterminer quelles actions de votre régime de soins sont à changer , éliminer, augmenter ou diminuer, et si le problème qui vous empêche d'atteindre votre but, est dû à la méthode, au produit utilisé, ou s'il vient d'ailleurs.

Sans connaissance, vous ne ferez qu'essayer de deviner ce que vous devriez faire pour vos cheveux.

En connaissance de cause, vous pourrez déterminer ce qui correspond le mieux à votre cas particulier. Connaître la science du cheveu qui aura du sens pour vous et qui conviendra à votre style de vie , vous permettra de faire les choses avec discernement et de sélectionner les bons produits.

Vous n'aurez plus à attendre au bord de la mer, affamée, dans l'espoir que quelqu'un vous jette un poisson qui vous laisserait non seulement sur votre faim mais frustrée. Le poisson est comparable à des bribes d'informations sur un produit magique, qui s'avère ne pas être si magique que cela. Les compétences que vous développerez vous permettront de pêcher vous-même votre propre poisson en toute confiance et de devenir indépendante, autonome et forte.

Vous prendrez certainement moins de temps pour trouver la méthode qui vous convient, et vos tâtonnements seront écourtés, pour arriver à un régime et choix de produits qui fonctionnent sur vous plus vite que vous ne l'auriez jamais anticipé. Vous pourrez alors écarter les produits et actions inutiles qui laissent vos cheveux pires ou commc au départ, et allègent votre porte-monnaie.

Ces mêmes compétences vous guideront, et vous aideront à voir qu'il n'existe aucun produit miracle, et que ce qui marche pour une autre, pourrait ne pas marcher pour vous, et vice-versa. Ceci est la raison principale pour laquelle je ne recommande pas d'utiliser une gamme de produits en particulier. Cela dit, je pourrais être amenée ici et là, à mentionner et recommander quelques produits et ingrédients.

Il est temps pour vous d'être responsable, de prendre les choses en main et de soigner vos cheveux correctement. Pour véritablement réussir, vous devrez trouver par vous-même car personne ne pourra vous donner ce savoir.

CHAPITRE 7

Unique Objectif De La Méthode Grow It

L'unique objectif de la méthode *Grow It* est de préserver le plus longtemps possible la structure naturelle de chaque cheveu attachée à votre cuir chevelu.

En termes simples, la structure d'un cheveu est composée de sa couche extérieure supérieure appelée la cuticule (chaque cheveu est fait de plusieurs couches de cuticule). À l'intérieur de la cuticule se trouve le cortex, et dans la partie la plus profonde du cheveu, la médulla. Certains cheveux ne possèdent pas de médulla, mais nous ne nous intéresserons uniquement qu'à ce qui existe en général. La plupart des cheveux possèdent une médulla.

Cette structure composée de la cuticule, du cortex et de la médulla, est censée rester intacte et lisse tout au long de la vie de chaque cheveu qui est d'environ trois à six années.

Comme tout, le cheveu vieillit avec le temps. Il vit, s'use, et tombe. C'est ce que l'on appelle le *weathering*, ou érosion du cheveu. Le degré de *weathering* et la vitesse à laquelle le cheveu s'érode, dépendent grandement de la manière dont vous traitez vos cheveux. Des cheveux érodés ou vieillis, sont des cheveux abîmés et donc affaiblis.

La cuticule, couche supérieure du cheveu, commence donc à casser. Progressivement, elle disparaît couche par couche jusqu'à usure complète, laissant à l'air libre le cortex qui est très vulnérable. Lorsque le cortex est exposé au monde extérieur, le cheveu commence à se diviser en plusieurs petites unités que l'on appelle plus communément « fourches ».

La plupart d'entre nous remarque les fourches au bout de leurs cheveux, mais une fourche peut également apparaître au milieu du cheveu, ou plus haut près des racines.

Une fois que le cheveu commence à fourcher, il est fort probable qu'il casse. Des cheveux fourchus ou cassés sont des cheveux qui ont été dévêtus de leur cuticule.

L'objectif d'une méthode de soins de cheveux réussie quel que soit le type de cheveux, est de préserver la cuticule tant que celle-ci reste attachée au cuir chevelu.

Si vous êtes capable de maintenir ou de prolonger la durée de vie d'un cheveu, celui-ci restera plus longtemps accroché au cuir chevelu. Plus sa durée de vie sera longue, et plus le cheveu aura le temps de pousser. Et plus il aura le temps de pousser, et plus vous aurez la chance de maintenir en place cette croissance.

Il est tout à fait possible de maintenir une certaine longueur, et d'avoir les cheveux secs, fragiles, fourchus et ternes,en même temps. Cela a été mon cas pendant des années ; c'est pourquoi il n'est pas suffisant de juste maintenir une certaine longueur, car l'objectif est de réussir à garder une belle longueur en santé. Et le seul moyen d'y arriver est de maintenir en santé la structure du cheveu.

Tout juste comme certaines actions peuvent accélérer les dommages causés à vos cheveux, d'autres peuvent ralentir ces dommages. Vous pouvez utiliser des produits qui remplacent ou miment la structure du cheveu, une fois celui-ci usé ou endommagé. Vous pouvez également aider le cheveu à paraître en bonne santé. Le but étant d'éviter les dommages sur vos cheveux, même si ça n'est pas toujours possible.

La structure capillaire est fondamentalement la même pour toutes les ethnies et races, cependant les caractéristiques physiques du cheveu changent d'un groupe ethnique à l'autre.

Ces différences donnent naissance à des préférences en matière de produits et de méthodes de coiffure. La seule constante à laquelle vous devez adhérer est la compréhension du traitement qui soutient votre objectif

Une fois que vous aurez compris et digéré cet objectif, vous aurez les armes et la connaissance qui vous permettront de customiser votre traitement capillaire pour qu'il rentre en adéquation avec vos préférences et les besoins de vos cheveux. Et ceci est la raison pour laquelle la méthode *Grow It* ne dépend d'aucun ingrédient, produit, ou marque de produit, ou encore style de coiffure. Si vous comprenez de manière intrinsèque les mécanismes dont vous avez besoin pour protéger la structure naturelle de votre cheveu, vous trouverez la paix. Vous serez alors libre du choix de vos produits, traitements et coiffures pour vos cheveux et votre vie. Ceci est l'équivalent pour cheveux de l'apprentissage de la pêche, au lieu de vous donner un poisson que vous ne pourrez manger qu'aujourd'hui.

CHAPITRE 8

Préserver Ses Pointes Abîmées

À quelques exceptions près, les experts du cheveu sont tous d'accord sur le fait que le cheveu est techniquement mort. Cependant des doutes subsistent. Combien de fois avez-vous entendu quelqu'un dire : « Je dois tailler mes pointes mortes ! »

Il y a du vrai et du faux dans cette affirmation. Ce n'est pas seulement la pointe des cheveux qui est morte mais bien toute la tige capillaire. Ce dont parle souvent les gens est la partie cassée, fourchue ou abîmée du cheveu. Ceci étant la partie où le cheveu a été définitivement abîmé ou dénudé.

La kératine est une protéine constituée d'acides-aminés, qui se trouve dans le cheveu et le durcit lorsque le cheveu vivant, pousse à l'intérieur du cuir chevelu. Le cheveu continu sa croissance dans le follicule capillaire. Et une fois hors du bulbe, il arrête sa division cellulaire. Les cellules qui ne se divisent plus sont appelées cellules mortes. Le cheveu est donc bien composé de cellules mortes. C'est pour cela que tout traitement de soin devrait se focaliser sur la protection de la tige. Lorsque vous cherchez à garder en état quelque chose de mort, vous essayez de le préserver.

Vous prêterez attention à l'état de la structure interne du cheveu parce que c'est elle qui donne au cheveu son apparence .

Ceci signifie que vous tâcherez de garder la structure du cheveu telle qu'elle était lorsqu'elle a commencé à pousser. Atteindre votre objectif de beauté et de santé de vos cheveux dépend de la manière dont vous protégerez leur structure interne.

Si vous gardez cela à l'esprit, il vous sera plus facile de reconnaître et comprendre quels traitements et quelles techniques vous devrez instaurer dans le soin de vos cheveux. Vous pourrez voir si vos soins journaliers, hebdomadaires, ou mensuels profitent ou gênent dans l'évolution de votre objectif.

Même si la tige du cheveu est décrite comme biologiquement morte parce qu'elle ne connaît plus de divisions cellulaires, nous pouvons tout de même la qualifier de saine. Mais au fil du temps, ses propriétés poreuses et souples s'altérèrent tellement que le cheveu perd son aspect sain. Les pointes sont les parties les plus sensibles au changement et à la cassure.

Se démêler les cheveux directement à l'aide de peignes et de brosses, a tendance à dénuder la cuticule. Une fois celle-ci dénudée, ou arrachée, le cheveu aura tendance à fourcher et casser.

Une des fonctions de l'après-shampoing est de réduire le phénomène de frottement sur le cheveu. Cette réduction de frottement aide dans le démêlage, et réduit les chances d'exposition de la cuticule. La couche externe du cheveu est alors préservée pendant plus longtemps. Une plus grande période s'écoulera alors avant l'apparition de l'usure, des fourches, et des cheveux cassants. Commençons donc par le démêlage qui est la première étape de la méthode *Grow It*.

PARTIE III

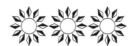

Cultivés les étape par étape

Faites-les pousser étape par étape
Construisez votre soin comme une pyramide
Montez jusqu'au sommet Documentez vos
actions Vous ne savez pas qui vous pourriez
inspirez par les traces de votre voyage.

CHAPITRE 9

Étape 1
Tout Sur
Le Démêlage

Avant de commencer souvenez-vous qu'il ne faut pas essayer de vous démêler les cheveux lorsque vous êtes préoccupée, lorsque vous êtes pressée, ou lorsque vous n'êtes pas d'humeur à être patiente. Si vous n'avez pas le temps, laissez les nœuds pour un autre jour. L'impatience peut vraiment causer des dégâts et c'est au moment du démêlage que vous pouvez réellement abîmer vos cheveux. Lorsque vous les démêler à l'aide d'une brosse ou d'un peigne par exemple, vous apportez une tension supplémentaire au cheveu en le tirant, en l'allongeant, et en l'exposant au dénudement ou encore à la casse.

Soyons réalistes, vos cheveux se nouent et vous pouvez soit les laisser s'emmêler, soit les couper ou les démêler. La meilleure option pour atteindre votre objectif est le démêlage.

Peu importe le moment où vous démêlez les cheveux, que vous ayez l'impression qu'ils soient secs ou humides, ils sont toujours sensibles aux dégâts pendant cette étape. Sauf si l'atmosphère ou l'environnement dans lequel vous vous trouvez est totalement dépourvu d'humidité, le cheveu n'est jamais sec à 100%.

Des cheveux qui ne sont jamais complètement secs sont humides ou mouillés, donc fragilisés et plus sensibles à la casse. Pourquoi ? Parce que l'humidité ou l'hydratation de l'air casse temporairement certaines liaisons du cheveu. Ce sont grâce à ces liaisons que le cheveu gagne en force. Autrement dit, lorsque ces liaisons sont maintenues et serrées, le cheveu est dans son état le plus fort.

Le cheveu est hygroscope, ce qui veut dire qu'il attire l'humidité ambiante et la retient là où l'hydratation est nécessaire. Vous n'avez donc pas besoin de mouiller vos cheveux ou de les hydrater pour qu'ils soient humides. A l'inverse, le cheveu qui est poreux et qui a perdu sa capacité de rétention d'eau est un cheveu abîmé. Un cheveu trop poreux peut être sec et cassant. Les cheveux poreux sont vulnérables parce que certains éléments de la structure du cheveu sont cassés, manquants, ou abîmés.

Lorsque je parlerai de cheveu hygroscopique, supposez que je parle d'un cheveu en bonne santé avec sa cuticule intacte.

Des cheveux en bonne santé sont très solides grâce à leurs constituants et leur composition chimique. Cela comprend entre autres, des liaisons hydrogène, des liaisons sodium et la disposition des fibres de kératine. Lorsque les cheveux sont mouillés, ces liaisons sont temporairement cassées jusqu'à ce que les cheveux soient complètement secs.

Ce qui est délicat avec la nature hygroscope du cheveu, est que si l'air ambiant est humide, le cheveu sec peut rapidement être humide, ou mouillé au point de casser ces liaisons. La disparition de ces dernières étant due à des réactions chimiques, vous ne serez pas en mesure de savoir ou de sentir si vos cheveux sont humides. Vos cheveux peuvent être humides même lorsque vous avez l'impression au toucher qu'ils sont secs. Puisque personne ou presque ne se balade, prêt à dégainer une sonde de son sac pour mesurer l'"humidité de l'air et de ses cheveux, il est préférable de penser qu'il y a toujours quelques liaisons interrompues.

C'est pour cette raison qu'il est important de prendre soin de vos cheveux quel que soit l'endroit où vous vous trouvez. Ne supposez jamais que parce que vos cheveux sont secs au toucher, vous pouvez les traiter avec moins de douceur.

Partez toujours du principe que vous pouvez abîmer vos cheveux lorsque vous les démêlez parce qu'ils sont toujours potentiellement humides. Peu importe que vos cheveux aient l'air sec ou complètement trempé au toucher, vous devez toujours les démêler avec le plus grand soin.

Gardez vos cheveux au sec et utilisez vos doigts pour les démêler

Si la texture de vos cheveux est sèche, dure, fragile ou rugueuse, à cause de certains produits comme les gels ou *leave-in* (sans rinçage), que vous utilisez, passez directement à l'étape du démêlage sur cheveux mouillés.

Si vous portez des petites tresses (plus de dix) depuis plus d'un mois sans les avoir enlevées, vous devriez également sauter cette étape et passer directement à l'étape du démêlage sur cheveux mouillés.

Que vos cheveux soient naturels ou lissés, il est préférable de commencer le démêlage sur cheveux secs. Les cheveux doivent être secs et seule l'utilisation des doigts est requise. Nous partons évidemment du principe que les cheveux ne sont ni tassés, ni gras ou gominés par des produits qui ne vous permettent pas de passer vos doigts au travers. Si vous avez un minimum de nœuds et de produits coiffants dans les cheveux, vous pourrez commencer avec la méthode sur cheveux secs (les démêler secs permet de déterminer exactement là où les cheveux sont emmêlés).

A l'aide de vos doigts, retirez toutes les épingles, clips et accessoires. Utilisez vos doigts pour sectionner vos cheveux. Essayez de les sectionner en quatre parties, deux devant et deux derrière. Si vos cheveux sont trop emmêlés vous pouvez les séparer en deux couettes, une de chaque côté de votre tête, ou une devant et une derrière. Ne vous inquiétez pas d'obtenir des parties égales pour chaque section. Faites au mieux.

Choisissez de quelle partie vous voulez vous occuper en premier, et attachez le reste de vos cheveux. En général, j'aime bien utiliser un mi-bas pour attacher le reste de mes cheveux parce qu'il ne se coince pas dans mes cheveux, ni ne les tire, ni ne les arrache, et reste peu coûteux. Il n'est pas nécessaire de le couper, utilisez-le tel quel, comme une corde géante et entourez-le autour de vos cheveux.

À présent, concentrez-vous sur la partie que vous voulez démêler en premier. Attrapez-la comme pour en faire une queue de cheval et encerclez la section de toute la main. Pendant que vous tenez cette section, passez votre main sur vos cheveux en partant de la racine jusqu'à la pointe. Essayez de lisser votre section de cheveux le plus possible dans la même direction, celle de la cuticule intacte, qui se dirige naturellement vers le bas, à l'opposé de votre cuir chevelu. Vous devrez peut-être répéter cette action plusieurs fois. Ce n'est pas grave s'il reste toujours des nœuds à ce stade.

Repérez les nœuds dans la section sans utiliser de brosse. Utilisez vos doigts et séparez avec douceur le plus de cheveux possible du nœud, petit à petit jusqu'au cœur de celui-ci. Vous saurez que vous êtes arrivée au nœud lorsque vous ne pourrez plus rien séparer sans risquer de casser vos cheveux. Le plus souvent, le cœur du nœud sera inaccessible à cause des gels, de la poussière ou d'un bout de cheveu cassé qui s'est enroulé autour des autres. Le bout de cheveu a peut-être lui-même fait des nœuds. Les nœuds ne sont pas un attribut des cheveux en mauvaise santé. Même les bébés qui ont les cheveux les plus soyeux et des cuticules intactes, ne sont pas à l'abri des nœuds. Et parce que le cheveu afro possède une structure naturellement bouclée, il a tendance à s'emmêler. Pincez le nœud et roulez-le entre vos doigts. Cela le détendra. Généralement il n'est pas conseillé de frotter les cheveux ensemble, c'est pour cette raison qu'il faut essayer de trouver le plus petit nœud possible avant de les frotter entre vos doigts. Puisqu'à ce stade il n'y aura que très peu de cheveux dans le nœud, les frotter sera plus une aide dans le processus de démêlage qu'un dommage.

Que se passe-t-il si vous n'arrivez pas à tout démêler ? Félicitez-vous car vous n'avez pas tiré sur vos précieux cheveux comme une acharnée, et ne les avez pas cassés.

Félicitez-vous à nouveau et dites-vous que vous avez réduit la taille du nœud et que vous avez fait des progrès. Et oui, il faut de la patience. Que préférez-vous : prendre cinq minutes de plus, voire une heure, et qu'il y ait le moins de casse possible et par conséquent plus de retenue ? Ou faire vite, arracher des boucles entières et ensuite prendre des mois à réparer les dégâts ?

Si vous ne pouvez pas démêler le nœud, laissez-le pour l'instant. Passez vos doigts à travers la section une fois de plus. Peut-être que vous ne pourrez toujours pas passer vos doigts dans la section parce qu'il restera des nœuds. Ce n'est pas grave, vous aurez déjà considérablement réduit la quantité de nœuds. Le but n'étant pas d'enlever tous les nœuds à l'aide de vos doigts mais de les démêler le plus possible. (Si vos cheveux sont trop emmêlés secs, passez directement au démêlage sur cheveux humides).

À présent, isolez la section démêlée soit en la tournant ou en l'épinglant loin des cheveux à démêler. Ne la laissez pas sans rien, de peur que les cheveux ne s'emmêlent à nouveau, ou qu'ils se mélangent avec les cheveux emmêlés. Vous ne voulez pas vous rajouter du travail inutile.

Répétez la même action jusqu'à ce que vous ayez démêlé toute la section. N'utilisez pas de peigne ou de brosse, et ne mouillez pas vos cheveux à ce stade du démêlage. Juste vos doigts. Le but étant de démêler vos cheveux au point de pouvoir les séparer en sections distinctes.

Lorsque vous aurez démêlé avec succès vos cheveux, séparez-les en petites sections et faites des tresses relâchées. (Si vos cheveux sont emmêlés mais trop courts pour être tressés, sautez l'étape de démêlage sur cheveux secs et passez à l'étape sur cheveux mouillés.

Mouillez vos cheveux et utilisez vos doigts
pour continuer le démêlage

Si vous avez réussi à complètement démêler vos cheveux lorsqu'ils étaient secs, c'est-à-dire que vous n'avez pas mouillé vos cheveux ou utilisé quelconque hydratant, sectionnez-les et tressez-les mais sans serrer les tresses. Une fois tressés, il serait bien de les rincer. L'avantage est que vos cheveux mouillés ou rincés, auront perdu une quantité de saleté, ou de produit en surface.

Même si se mouiller les cheveux fragilisent chaque cheveu, ceux-ci seront protégés par la tresse. Ils profiteront donc du rinçage car chaque tige sera assouplie. Vous manipulerez alors la tresse mouillée en une seule masse, au lieu d'avoir à faire à des cheveux individuels.

Si vous êtes toujours en train de vous démêler les cheveux car il est impossible de le faire sans les mouiller, vous devrez d'abord savoir quel produit choisir pour les humidifier. Il est parfois préférable de n'utiliser que de l'eau, dans d'autre cas, vous aurez peut-être besoin d'utiliser un après-shampoing à base aqueuse ou alors un type d'huile. L'état de vos cheveux vous indiquera quel genre de liquide utiliser. Vous devrez faire ce choix par vous-même. Vous pouvez vous servir d'une partie ou de la totalité des techniques de cette routine.

Quand humidifier les cheveux à l'aide d'eau

Les cheveux sont souvent plus durs ou emmêlés à cause de produits coiffants. Dans ces moments-là, vous pouvez utiliser de l'eau pour vous aider dans le processus de démêlage. En plus de rincer votre tête sous l'eau courante, vous pouvez également mélanger deux volumes de pentanol B à 20 volumes d'eau que vous verserez dans un flacon vaporisateur et dont vous saturerez vos cheveux avant de défaire votre coiffure ou vos tresses.

Cheveux durcis

Si le nœud central est provoqué par des produits coiffants qui les rendent durs, il est préférable de mouiller les cheveux au préalable avec de l'eau. Si vos cheveux tiennent à l'aide d'un gel, d'une laque ou autre produit coiffant, essayez d'enlever ce produit. L'eau est là pour vous aider à rincer le plus de produit possible sans les brosser. Ceci adoucira et assouplira le cheveu. Vous pourrez ensuite manipuler vos cheveux et passer vos doigts à l'intérieur avec le minimum de résistance et de casse. À présent, sectionnez-les.

À ce stade, n'utilisez pas de produits clarifiants tels que shampoing clarifiant, vinaigre, ou jus de citron. Si votre rinçage contient trop de vinaigre, ou de citron, ou s'il s'agit d'un produit du commerce, trop acide pour vos cheveux, il se produira l'effet inverse et le soulèvement de la cuticule. Les produits acides qui décollent les écailles de la cuticule favorisent l'apparition de petits crochets, ce qui rend le cheveu plus susceptible de s'accrocher aux cheveux voisins, et vos cheveux paraîtront plus rêches. Votre but est de lisser le plus possible les écailles de la cuticule pour que vous puissiez les démêler. Puisqu'il est pour l'instant trop difficile de jauger ce qui est trop acide pour vos cheveux, laissez ces produits pour le moment.

Cheveux emmêlés

Si le nœud central est constitué de cheveux emmêlés, ceci pourrait être dû aux cheveux libres qui ne sont plus attachés à la racine et qui se sont mélangés à d'autres cheveux ; ou alors à des produits coiffants, ou une combinaison des deux. Essayez d'assouplir la section de cheveux emmêlés à l'aide d'eau. Une fois que la section a été hydratée, essayez de séparer chaque cheveu du nœud doucement. Vous arracherez sans doute quelques cheveux, mais vous devez le faire, séparez et enlevez les cheveux détachés du crâne qui se sont entremêlés au reste des cheveux. Sectionnez les cheveux.

Cheveux fins, délicats ou gras

Si le nœud central se trouve dans des cheveux fins, ou naturellement gras, l'eau est la meilleure option pour continuer à démêler vos cheveux. Sectionnez les cheveux.

Cheveux très courts

Si vos cheveux sont trop courts pour être démêlés et sectionnés, les mouiller est une bonne idée. Selon la nature des nœuds, vous pouvez également utiliser un après-shampoing ou une huile hydratante pour continuer le démêlage.

Quand humidifier ses cheveux à l'aide d'un après-shampoing

Si vos nœuds sont gominés, à cause de produits coiffants élaborés à partir de vaseline, de wax, d'huiles végétales ou de beurres, l'après-shampoing peut parfois dissoudre les huiles au cœur du nœud, car beaucoup d'après-shampoings disponibles aujourd'hui ont dans leur composition des tensioactifs, ou des agents nettoyants (cf. Chapitre 10 : tout sur le nettoyage, discussion sur les tensioactifs). Utilisez des après-shampoings à base aqueuse, plus légers que les après-shampoings à base de cholestérol, directement sur les cheveux et sur les nœuds. Il faudra continuer de passer vos doigts à travers les nœuds, séparant autant de cheveux du nœud que possible. Sectionnez les cheveux.

Quand humidifier les cheveux à l'aide d'huile

Si vos cheveux sont démêlés au point de pouvoir passer un peigne, ou si vous vous êtes débarrassée de la plupart des nœuds ; ou si les nœuds sont remplis de poussière et de vieux cheveux, hydratez et humidifiez vos cheveux avec des huiles ou des produits à base d'huile que vous utilisez peut-être comme après-shampoing, tels que l'huile d'olive, l'huile de noix de coco, l'huile de ricin, l'huile de germe de blé, l'huile d'amande, l'huile d'avocat ou tout type d'huile végétale de votre choix.

Parce que les huiles ont une tendance grasse, j'aime les mélanger avec un gel à l'aloe vera. L'aloe vera équilibre le côté gras de l'huile et l'huile équilibre le côté sec de l'aloe vera. Combinés, ils hydratent et assouplissent très bien les cheveux. Avant de placer quoi que ce soit dans vos cheveux, vérifiez à l'aide d'un test épicutané, sur une petite zone de votre peau, que vous n'êtes pas allergique aux produits que vous avez l'intention d'utiliser.

Utiliser des tresses pour continuer à démêler vos cheveux

Une fois que la chevelure a été hydratée à l'aide d'eau, d'après -shampoing, et/ou d'huile, continuez le démêlage aux doigts. Mis à part si vos cheveux sont vraiment très courts, vous devrez les sectionner quel que soit le produit utilisé pour les hydrater. Après que vous les ayez sectionnés, faites des tresses relâchées avec chaque section. Si vous le pouvez, réduisez encore la taille des sections. Par exemple si vous avez déjà sectionné vos cheveux en quatre parties, essayez de sectionner chaque partie encore en deux, pour en avoir huit. Tressez vos cheveux sans trop les serrer. Lorsque vous aurez fini, tressez chaque section.

Parfois je tresse mes cheveux de la racine aux pointes, et des fois je ne tresse pas les pointes. Dans les deux cas, les pointes doivent être démêlées à nouveau, avant de coiffer les cheveux. Expérimentez et trouvez ce qui vous convient le mieux.

Comment la méthode de démêlage Grow It permet de préserver la structure naturelle du cheveu ?

Le démêlage qui est la première étape de la méthode *Grow It*, minimise les dommages en évitant un stress inutile appliqué au cheveu. Cette méthode ne requiert aucun objet mécanique comme le peigne ou la brosse.

À ce stade de la méthode, n'utilisez que vos doigts. Avec assez de pression et de force, peignes et brosses peuvent décoller les écailles de la cuticule. Utiliser un peigne ou une brosse, lorsque vous avez un produit coiffant, ou un gel ou autre, peut s'avérer pire et causer un stress, voire la casse de vos précieux cheveux.

Vous arracherez sans doute quelques cheveux en les démêlant avec vos doigts, mais vous aurez moins tendance à décoller les écailles de la cuticule comme vous pourriez le faire avec un peigne ou une brosse. Le démêlage et le peignage aux doigts minimise le stress et la force que vous faites subir à vos cheveux en les manipulant. Le démêlage aux doigts aide ainsi à la préservation de la structure du cheveu.

Souvenez-vous que notre unique objectif est de préserver la structure intacte du cheveu, en la protégeant le plus longtemps possible, l'idéal étant de préserver chaque mèche pour la durée de sa vie. En vous laissant les démêler une première fois avec vos doigts, la méthode *Grow It* réduit les dégâts subis pendant le démêlage, et accroît vos chances de préserver la structure du cheveu. Je ne dis pas qu'utiliser un peigne ou une brosse induira forcément des dégâts sur vos cheveux, je dis juste que leur utilisation à ce stade de la méthode accroîtra la probabilité que vos cheveux s'abîment. Puisque vous cherchez à préserver leur structure, pourquoi prendre le risque d'augmenter leur usure.

Souvenez-vous que c'est ce que vous faites ou ne faites pas qui affecte la santé de vos cheveux. Réduire l'utilisation du peigne et de la brosse pendant le démêlage compte comme une action protectrice du cheveu.

Vous pouvez maintenant passer à la deuxième étape de la méthode : Le Nettoyage.

CHAPITRE 10

Étape 2

Tout Sur
Le Nettoyage

*L*e pH ou potentiel Hydrogène, est une unité de mesure servant à mesurer l'acidité et la basicité d'une solution. L'échelle pH mesure la concentration d'ions hydrogène H+ dans une solution. Sur une échelle pH allant de zéro à quatorze, sept représente la neutralité.

Les cheveux et la peau ont un pH de cinq, le jus de citron se situe aux alentours de deux, et le vinaigre trois. Idéalement, utilisez un shampoing ou un nettoyant proche du pH de vos cheveux lorsque vous décidez de les laver.

Vous devriez utiliser un nettoyant qui ne crée pas un milieu trop acide ou trop basique pour vos cheveux. Les shampoings avec un pH élevé auront tendance à les rendre secs et poreux. Le cheveu ne peut alors pas absorber et garder son hydratation telle qu'il le devrait. Si vous utilisez un shampoing à fort pH, utilisez un après-shampoing plus doux, ou moins acide pour équilibrer les effets du shampoing.

Comme pour tout, la solution est de trouver et de maintenir un certain équilibre. C'est pourquoi plus vous comprendrez les besoins de vos cheveux plus il vous sera facile de trouver les produits et traitements dont vous avez besoin pour qu'ils soient en bonne santé et le restent.

Les shampoings commerciaux sont souvent à base aqueuse, ce qui veut dire que l'ingrédient principal est l'eau. L'ingrédient qui vient en deuxième position est un tensioactif (détergent). Les molécules tensioactives ont une partie hydrophile, ce qui veut qu'une partie de la molécule interagit avec l'eau, et une partie lipophile qui interagit avec les matières grasses. La force d'attraction des molécules tensioactives entraînent la graisse, la poussière et autres particules présentes sur les cheveux à former des petites boules ou s'agglomérer. Ces petites boules sont soulevées puis évacuées avec le reste du shampoing, pendant le rinçage.

J'essaye de ne pas utiliser de shampoings qui contiennent des tensioactifs. Il y a par exemple le DEA (diethanolamine), qui est un alcool synthétique de lauryl et de laureth 1-40.

Ceci n'est pas une liste exhaustive. Allez faire un tour au supcrmarché, parcourez les produits et étudiez leurs emballages. Si vous le souhaitez, vous pouvez également vous procurer un dictionnaire de cosmétiques ou un dictionnaire d'ingrédients pour les soins du cheveu. Utilisez ce dictionnaire pour déterminer quels détergents rentrent dans la composition de vos produits, si bien sûr il y en a. La plupart des dictionnaires de cosmétiques donneront la liste des différents tensioactifs que l'on trouve communément dans les shampoings. Il y de nombreuses variations, raison pour laquelle je n'ai pas donné de liste exhaustive. Puisqu'il s'agit de vos cheveux, je vous encourage à faire ce travail de détection des différents tensioactifs par vous-même.

Nettoyage capillaire hebdomadaire

Si vous utilisez un shampoing pour vous laver les cheveux, versez un à deux bouchons ou ce dont avez besoin dans une tasse ou un bol. Ajoutez de l'eau chaude et mélangez de manière à avoir un mélange homogène. Faites un assez grand mélange afin d'être sûre de pouvoir nettoyer toute votre chevelure (je vous déconseille de garder le shampoing que vous aurez dilué. La plupart des shampoings que vous trouverez dans le commerce est élaborée à partir d'eau dé-ionisée ou d'eau filtrée dépourvue de minéraux ou d'impuretés. Rien dans cette eau traitée ne peut interférer avec les ions ou autres composants du shampoing. Cependant si vous ajoutez de l'eau du robinet, qui n'est probablement pas dé-ionisée ou purifiée, le produit pourrait s'altérer avec le temps). Saturez vos cheveux avec l'eau savonneuse et faites mousser cette eau savonneuse dans les tresses. Les pressions répétées exercées par vos mains feront en sorte que les molécules du surfactant atteindront chaque brin de cheveux à l'intérieur de la tresse. Répétez l'action autant de fois que nécessaire jusqu'à ce que vous estimiez que vos cheveux sont propres.

Vous pensez peut-être qu'il est impossible de nettoyer correctement vos cheveux lorsque vos cheveux sont tressés desserrées, mais il est tout à fait possible de les nettoyer en profondeur même lorsqu'ils sont tressés. Après que vos cheveux aient été démêlés, séparez et tressez-les sans les serrer. Gardezles tressés pour l'étape nettoyage de la méthode. Seuls les cheveux très courts peuvent être gardés librement.

Une fois vos cheveux propres, rincez le shampoing ou produit nettoyant avec de l'eau. Ne vous inquiétez pas si les tresses se desserrent, mais ne les laisser pas se desserrer complètement.

Utilisation de shampoings à base de savon

Les shampoings à base de savon (contrairement aux shampoings qui contiennent des détergents ou des tensioactifs) sont élaborés à partir d'ingrédients naturels comme l'huile de coco, l'huile d'olive ou l'huile de palme. Contrairement aux shampoings à base de tensioactifs, les shampoings à base de savon dépendent de la dureté ou de la douceur de l'eau pour mousser et fonctionner correctement.

L'eau douce contient moins de minéraux que l'eau dure. La concentration élevée de minéraux contenus dans l'eau dure limite l'action moussante des shampoings à base de savon. C'est pourquoi l'utilisation de ce genre de shampoings associée à une eau dure peut laisser plus de résidus coiffants que les shampoings à base de tensioactifs. Le jus de citron ou le vinaigre, qui sont tous les deux considérés comme des rinçages naturels acides, peuvent naturellement éliminer les résidus coiffants. Utiliser ces rinçages après votre shampoing à base de savon.

Utilisations de poudres lavantes

Si vous avez recours a des poudres lavantes, comme dans la tradition ayurvédique, ou des poudres de votre cuisine comme le bicarbonate de soude, mélangez celles-ci avec de l'eau dans un récipient comme avec le shampoing. Une fois les poudres mélangées à l'eau et placées sur votre tête, ne manipulez pas vos cheveux. Il est inutile de les frotter, ou de les brosser, ceci pourrait casser ou endommager votre chevelure. Suivez ensuite les instructions recommandées par le revendeur sur la notice d'utilisation.

Vous pouvez également remplacer l'eau en mélangeant vos poudres à un après-shampoing. Pensez à la poudre comme un additif à votre base d'après-shampoing et suivez les instructions ci-dessous.

Les détails sur les produits ayurvédiques ne sont pas traités dans ce livre, veuillez vous référer à un livre ou une site de beauté ayurvédique pour de plus amples détails sur ces produits.

Utilisation d'un après-shampoing comme nettoyant

Il est possible d'utiliser un après-shampoing en remplacement d'un shampoing pour nettoyer vos cheveux. Ceci est appelé lavage à l'après-shampoing. Certains après-shampoings contiennent des surfactants, ou détergents, donc gardez l'œil ouvert si vous désirez éliminer ces composants de votre régime capillaire.

Pour ce type de nettoyage, mouillez vos cheveux, enduisez-les d'après-shampoing et utilisez-le comme un shampoing. Il n'est pas nécessaire de le mélanger au préalable avec de l'eau. Sachez que le cheveu afro requiert plus que la quantité indiquée par le revendeur, donc utilisez autant d'après-shampoing que nécessaire. Souvenez-vous également que dans un nettoyage à l'après-shampoing, l'après-shampoing remplace le shampoing.

Vous pouvez également mélanger votre après-shampoing avec l'huile de votre choix si vous tenez à ce que vos cheveux soient plus lubrifiés. Versez l'après-shampoing dans une tasse ou un récipient et ajoutez un peu d'huile. Ajoutez à peu près une cuillère à soupe d'huile pour une demi tasse d'après-shampoing. La quantité d'huile utilisée dépend de vous. Faites pénétrer la mixture dans la chevelure en pressant les tresses à l'aide de vos mains. Vous pouvez également ajouter des poudres lavantes ayurvédiques dans votre après-shampoing.

Nettoyage mensuel

Le nettoyage mensuel ou le nettoyage intégral est très important pour les cheveux afro. Il est indispensable si vous voulez éliminer tous les produits coiffants de vos cheveux. Peu importe le type de produits que vous utilisez, qu'ils soient de grande surface ou artisanaux, synthétiques ou naturels, à long terme ils laissent tous un dépôt. Vous avez donc besoin de faire un effort particulier pour retirer ces produits coiffants de manière régulière. C'est à vous de décider du meilleur moment pour nettoyer vos cheveux en profondeur.

Clarifiants

Utilisez un shampoing ou produit spécialement fait pour clarifier les cheveux une fois par mois. Ces produits clarifiants les laisseront très propres. Ils éliminent littéralement tous les produits coiffants et autres, mais soyez vigilante car ils peuvent également retirer la graisse naturelle de vos cheveux. Ce n'est pas tout le monde qui peut utiliser n'importe quel shampoing clarifiant, certaines personnes ne peuvent ni utiliser de shampoings clarifiants, ni utiliser de shampoings classiques. Chaque personne devra donc trouver ce qui lui correspond le mieux.

Se préparer à des traitements spécifiques

Une raison de plus d'adhérer au nettoyage mensuel, qui reste différent des nettoyages hebdomadaires, est la préparation de vos cheveux aux traitements spéciaux comme les traitements protéinés lourds, les hydratations en profondeur, les lissages.

Les lissages incluent les peignes chauds, fers à lisser et sèches-cheveux. Ils n'incluent aucun traitement chimique tel que les lissants partiels ou permanents. Les cheveux défrisés de façon permanente devront être baignés dans un hydratant, sauf huile ou graisse, tous les jours pendant au moins une semaine ou deux avant le traitement défrisant, afin de nourrir et fortifier le cheveu.

Les cheveux absorberont mieux les traitements après avoir été rincés avec une solution diluée de vinaigre de pomme et d'eau. Si vous décidez d'utiliser du vinaigre, mélangez un bouchon de vinaigre avec plusieurs tasses d'eau. Cependant souvenez-vous que le vinaigre de pomme est très acide, et peut être rude sur des cheveux secs, fragiles et défrisés. Déterminer la quantité de vinaigre de pomme et le niveau d'acidité que vos cheveux supportent, fera sans doute partie d'un long processus d'apprentissage.

Comment la méthode Grow It *aide à préserver la structure du cheveu*

La poussière et l'huile sur cheveux sales, peuvent coller les cheveux ensemble et les rendre plus lourds. La modèle *Grow It* diminue l'usure de vos cheveux car elle permet de répartir équitablement les produits nettoyants dans les cheveux. Vous aurez donc besoin d'un minimum de manipulations et d'efforts pour répartir et retirer ces nettoyants. Elle permet également à votre chevelure de prendre sa direction naturelle : vers le bas et à l'opposé du crâne, et réduit l'emmêlement.

La méthode de nettoyage *Grow It* fournit trois avantages distincts :

1. Elle empêche les cheveux de s'emmêler pendant le nettoyage. Elle équilibre ou aide à réduire le besoin de démêlage à chaque étape de la méthode.

2. Elle garantit des cheveux lissés dans le même sens. Le lissage doux et régulier garantit aux écailles de reprendre leur direction naturelle, de haut en bas en direction de la nuque ou du dos et à l'opposé du cuir chevelu.

3. Elle permet de diriger le shampoing dilué, ou produit nettoyant, vers le cuir chevelu qui en a le plus besoin. Appliquer un produit moins concentré sur une zone spécifique de votre crâne, veut dire que vous passerez moins de temps à essayer de répandre le produit dans d'autres zones, ou moins de temps à le rincer.

Dans la méthode *Grow It*, vous pouvez presser vigoureusement le nettoyant à l'intérieur de vos tresses, ou tresses plaquées, sans pour autant les emmêler. Si vous lavez vos cheveux sans qu'ils soient tressés, ils auront plus tendance à prendre plusieurs directions à la fois et s'emmêler. Sectionner les cheveux en tresses peu serrées et les laver avec des produits dilués, aident à préserver la structure du cheveu car ils permettent à la chevelure de garder la structure de sa cuticule.

Moins vos cheveux seront emmêlés, et moins vous les stresserez en les démêlant. Moins de stress signifie moins de dégradation des cuticules et moins de casse. Des cheveux propres, sans casse, lissés dans une direction naturelle est comparable à l'état intact de vos cheveux naturels. Cette méthode de lavage compte comme un moyen à utiliser pour préserver la structure naturelle de votre cheveu.

Vous pouvez maintenant passer à la troisième étape, celle du soin.

CHAPITRE 11

Etape 3

Tout Sur Le Soin

Les cheveux sont triboélectriques, ce qui signifie qu'ils émettent une charge électrique lorsqu'ils se frottent contre une autre surface. Ils génèrent une charge négative lorsqu'ils se frottent les uns aux autres, aux vêtements, aux meubles ou encore à la peau.

Les molécules de la plupart des après-shampoings portent une petite charge positive, qui est attirée par la charge négative des cheveux. Elles se déposent ensuite sur les cheveux, surtout lorsqu'ils sont abîmés, écaillés, ou fourchus. Les charges positives des après-shampoings et les charges négatives des cheveux s'annulent entre elles, réduisant ainsi l'électricité statique, et l'effet sec et flottant des cheveux.

Le meilleur moyen d'éviter les fourches est d'utiliser un après-shampoing en mesure préventive. Il permet de coucher les écailles et lisser le cheveu. Le cheveu est alors adouci, et évite de s'accrocher aux autres. Les cuticules dont les écailles sont bien serrées, lisses et en bonnes santé ont la particularité de bien refléter la lumière. Une chevelure ayant été traitée avec un après-shampoing, possède alors une brillance accentuée.

Il est important d'éviter tous soins lissants thermiques, comme les peignes lissants, fers à lisser, et sèches-cheveux, si vous désirez faire le maximum pour préserver la structure naturelle de votre chevelure. Évitez également tous traitements chimiques comme les permanentes, le *waving*, le *texlaxing*, ou la coloration.

Nous savons que mouiller les cheveux soulève les écailles de la cuticule. Mais les mouiller peut également les faire gonfler. Lorsque les écailles sont soulevées laissant le cheveu nu, la surface des cheveux devient alors rugueuse. Les cuticules s'érodent et s'abîment plus rapidement que les cuticules qui n'ont pas été soulevées. Il est donc important d'utiliser un après -shampoing régulièrement. Souvenez-vous que même si vos cheveux sont à leur état naturel, ils restent toujours humides.

Certains types d'après-shampoings sont nécessaires dans la préservation de la structure naturelle du cheveu. Cherchez des produits qui contiennent des extraits protéinés comme le pentanol, le collagène, les protéines de soie, et les acides aminés.

Un mot sur les tresses peu serrées

On pense souvent qu'il est impossible d'obtenir tous les bienfaits d'un soin capillaire lorsque les cheveux sont propres ou tressés. Cependant, si le traitement est fait correctement, je pense qu'il est possible de ressentir les bienfaits des soins sur des cheveux tressés peu serrés. Il est tout à fait possible de très bien laver ses cheveux lorsque les tresses sont relâchées.

Lorsque vous aurez compris que le but de votre routine est de préserver la structure de vos cheveux intacte, il ne vous sera pas difficile de voir les bienfaits de les garder tressés pendant le nettoyage et le soin. En gardant vos cheveux tressés, vous avez recours à différents soins bienfaiteurs.

Premièrement, démêlez vos cheveux sans peigne ou brosse. Ces appareils peuvent écailler la cuticule. Lissez ensuite vos cheveux avant de les tresser. Ceci assurera que vos cuticules suivent leur direction naturelle. Les tresses vous permettront également de manipuler le moins possible vos cheveux pendant le lavage et le soin, limitant la création de nouveaux nœuds. Et pour finir n'oubliez pas que les cheveux humides peuvent être abîmés par le frottement. Serrez donc doucement les tresses entre vos mains pendant le lavage et le soin pour réduire les frottements. Je vous recommande, pour la même raison, de ne pas sécher vos cheveux en les frottant vigoureusement dans une serviette. Cela crée beaucoup trop de frottements et d'opportunités de sérieusement les abîmer. Beaucoup recommandent le lavage et l'application d'un après-shampoing dans une baignoire. Mais je ne vous conseille pas de vous asseoir dans la baignoire pendant que vous vous occupez de vos cheveux, votre peau pourrait s'irriter au contact de l'eau et des produits, qu'ils soient naturels ou synthétiques. D'autres suggèrent un lavage dans la douche car c'est plus rapide, le rinçage est facilité, et vous pouvez maintenir votre chevelure dans une seule et bonne direction. Personnellement, je préfère les laver dans le lavabo, mais tout ceci revient au même.

Peu importe l'endroit ou vous décidez de laver et soigner vos cheveux, qu'ils soient longs ou courts ; n'oubliez pas que la clef est de toujours les sectionner en quatre voire huit tresses. Vous pouvez rincer vos tresses en les serrant entre vos mains si celles-ci sont peu serrées au niveau de la racine et tout au long de la tresse. Cela prendra sûrement plus de temps que s'ils n'étaient pas tressés, mais vous réduirez ainsi les manipulations apportées à vos cheveux individuels. Vous pouvez bouger vos tresses pour incorporer vos produits, laver le cuir chevelu, et rincer. Une fois rincés, vos cheveux ne seront pas aussi emmêlés qu'à leur état naturel détressé.

Si vous décidez de laver vos cheveux sans les avoir tressés au préalable, restez vigilante, manipulez-les le moins possible pour éviter de les emmêler. Frotter votre cuir cheveu à l'aide de vos doigts avec moins de vigueur que si vous les aviez tressés. C'est pourquoi je recommande de laver vos cheveux lorsqu'ils sont tressés peu serrés.

Même si vos cheveux sont courts, prenez l'habitude de les tresser. La méthode *Grow It* cherche à rendre vos cheveux en meilleur santé et à garder vos longueurs de manière naturelle. Si vous avez déjà l'habitude de tresser vos cheveux pour les laver et les soigner, c'est une chose en moins à apprendre, et à penser à faire. Lorsqu'ils commenceront à être longs, et rassurez-vous ils pousseront, vous ne vous sentirez pas dépassée ou débordée lorsque vous aurez décidé de les laver ou de les soigner.

Le critère de qualité d'un bon régime de soin pour des cheveux solides, est dans le fait qu'il soit assemblé avec conscience, beaucoup de réflexion et de soin. Il devrait être assez simple à réaliser régulièrement, et automatiquement, une fois que vous aurez bien assimilé toutes les informations nécessaires.

L'importance du lissage

Il est important de détendre le cheveu afro dans la même direction tout au long du soin. De haut en bas, en vous éloignant du cuir chevelu. Ceci peut être simplement exécuté en prenant une partie de vos cheveux, tressés ou libres, et en les lissant plusieurs fois vers le bas à l'aide de vos deux mains.

Le lissage doit être fait pour deux raisons. La première est liée au soin. Si vous appliquez un après-shampoing, c'est pour aider le cheveu à s'assouplir. Votre chevelure est donc plus souple et plus douce au toucher après l'application d'un après-shampoing. Même si le lissage à la main ne permet pas d'aplanir les cuticules, il vous permet d'arranger et d'homogénéiser la direction des cheveux pour un meilleur soin. Vos mains prendront également l'habitude de sentir la texture de vos cheveux et si jamais quelque chose manque, ou que vous utilisez un produit qui n'est pas bon pour vos cheveux, vous pourrez sentir la différence de texture très rapidement parce que vos doigts auront enregistré la texture qu'ils devraient avoir. Le lissage apporte des connaissances essentielles quant à la nature de vos cheveux. En les lissant avant, pendant et après le soin, vous pourrez mieux juger si l'après-shampoing que vous avez choisi est bienfaiteur. Si vos cheveux ont une texture rugueuse après le soin, c'est qu'il n'aide pas à lisser la cuticule et préserver la structure du cheveu. Si le shampoing utilisé est trop basique ou sec pour vos cheveux, il peut soulever les cuticules. Le lissage est un bon moyen de récolter des indices afin de pouvoir mieux analyser l'état de et les besoins de vos cheveux.

Hair jump

La seconde raison de procéder au lissage est liée à ce que j'appelle le *Hair ump*.

Le *Hair jump* est cette merveilleuse capacité athlétique du cheveu afro à rétrécir et passer de la taille au cou en un seul bond. On appelle souvent cette capacité le rétrécissement capillaire mais je ne pense pas que cette appellation saisisse l'incroyable versatilité et texture du cheveu afro.

Dans son état naturel, le cheveu afro peut se condenser au tiers de sa taille réelle, voire plus court. Parfois il peut boucler au point de ne faire qu'un cinquième de la taille qu'il fait lorsqu'il est lissé à la main ou à l'aide d'un outil défrisant. Il est vrai que d'autres groupes ethniques ont également cette caractéristique bouclée, mais le cheveu afro a cette particularité de pouvoir boucler en toutes petites boucles étroites et atteindre de formidables distances d'un simple coup de peigne.

C'est pourquoi certains types de cheveux afro peuvent être tressés et plaqués dans des styles incroyables pendant de longues périodes sans avoir besoin d'être défaits et refaits.

Si vos cheveux sont naturels, il peuvent avoir cette incroyable élasticité. Ils peuvent par exemple atteindre la base de votre cou dans leur état naturel, mais lorsque vous les étirez avec vos doigts, ou au fer, ces mêmes cheveux peuvent descendre jusqu'àvotre taille. À cause de cette capacité de torsion incroyable, le cheveu afro peut vite s'emmêler. Un seul faux pas et vous pourriez perdre une belle et précieuse mèche bouclée pour toujours.

Soigner ses cheveux comme il le faut, est l'étape la plus critique dans la méthode *Grow It*. À ce stade, une fois l'après-shampoing appliqué, je vous suggère de complètement et vigoureusement démêler vos cheveux à l'aide d'un peigne. S'il y a une étape où vous devez prendre votre temps c'est bien celle-ci. Vos cheveux sont maintenant entièrement mouillés, donc dans leur état le plus fragile, et vous êtes sur le point de leur infliger une grande tension. Prenez votre temps et beaucoup de douceur pendant cette étape.

Peignage à l'après-shampoing

Si vous laissez un après-shampoing sachant que vous avez beaucoup de produits coiffants dans vos cheveux, cela pourrait les rendre collants. Si leur texture est collante, rincez-les à nouveau sous l'eau chaude courante. Pressez chaque tresse de vos doigts et de vos mains. Vous devriez être en mesure de détecter s'ils sont toujours collants.

Il n'est pas nécessaire de complètement rincer l'après-shampoing. Essayez d'en garder assez pour que votre peigne afro passe sans coincer.

Attachez vos tresses pour vous concentrer sur celle dont vous allez vous occuper. Vous pouvez utiliser un bas mi-long commechouchou. Défaites ensuite la tresse. À présent lissez vos cheveux à l'aide de vos doigts et mains pour éviter de rajouter des nœuds inutiles. Une fois les trois parties de la tresse lissées, les cheveux devraient se fondre en une seule grosse section. Tenez la section au milieu de sa longueur, placez le peigne sous votre main à cinq centimètres des pointes et peignez avec douceur. Lorsque le peigne passera facilement dans ces cinq centimètres, remontez de 2 ou 3 cm et recommencez. Recommencez jusqu'à ce vous arriviez au cuir chevelu.

Une fois cette section démêlée, tressez-la à nouveau pour que les cheveux ne s'emmêlent pas. Passez à une autre tresse et recommencez la même opération. Lorsque vous aurez détressé, démêlé, peigné et retressé toute votre tête, rincez à l'eau courante. Ayez une serviette à portée de main pour pouvoir enrouler et éponger l'excédant d'eau.

Comment la méthode de soins Grow It *aide-t-elle* à préserver la structure du cheveu ?

Comme vous le savez, le soin aide à lisser les cuticules dans une seule et même direction. Il vous permet de prendre l'habitude d'examiner vos cheveux régulièrement afin que vous puissiez anticiper leurs besoins avant que des dommages ne soient visibles.

La méthode *Grow-It* vous encourage à prendre des décisions réfléchies sur l'état et les besoins de vos cheveux en temps réel. Elle vous incite à prévoir chaque soin que vous utiliserez le jour ou vous appliquerez ce soin en particulier.

« Mes cheveux ont-ils besoin d'être hydratés ? Oui. J'utilise donc un après-shampoing hydratant. » Ou alors, «Mes cheveux ont-ils besoin de protéines ? Oui. Dans ce cas, j'utilise un soin protéiné qui les nourrira. »

Le plus important dans la méthode *Grow It* est qu'elle vous entraîne vivement et de manière réfléchie à examiner votre cheveu, et d'anticiper ses besoins au moment précis où vous les observerez, et ceci sans l'aide de personne. Cela vous donnera le pouvoir de prendre les bonnes décisions même si vous confiez vos cheveux à votre coiffeur préféré.

Vos cheveux changent tout le temps, c'est pourquoi il est important de prendre l'habitude d'anticiper leurs besoins avant qu'ils ne commencent à s'abîmer. Soigner vos sections tressées peu serrées, augmente votre aptitude à lisser vos cheveux en suivant la direction naturelle de leurs cuticules. Les cuticules lisses évitent ainsi que l'excédent d'hydratant ne s'échappe de la structure interne du cheveu, et qu'un excédent d'eau n'entre au cœur de celui-ci. Comme énoncé en début de chapitre, des cheveux bien soignés avec une cuticule lissée dans sa direction naturelle, reflètent mieux la lumière, et sont donc beaucoup plus brillants.

De plus, un après shampoing sert de lubrifiant, réduisant le frottement entre chaque cheveu. Moins il y a de frottement, moins les cheveux seront amenés à s'emmêler et s'abîmer entre eux. Beaucoup de personnes aux cheveux afro ajoutent des huiles végétales dans leurs soins pour en augmenter l'effet lubrifiant mais cela reste optionnel.

Certains types de cheveux et soins fonctionnent bien avec cet ajout d'huile, d'autres non. Vous devrez donc trouver ce qui fonctionne par vous-même. Selon sa formule, un soin après-shampoing peut diminuer l'effet électrostatique de vos cheveux. Certains sont élaborés pour hydrater le cheveu, d'autres sont protéinés pour le renforcer. Ceux-ci vous aident à avoir des cheveux moins frisottés et secs après que vous les ayez lavés, soignés, et coiffés. Appliquer un après-shampoing à chaque lavage compte comme une action bénéfique permettant de préserver la structure de votre cheveu.

Vous pouvez maintenant passer à la quatrième étape, qui traite de l'hydratation.

CHAPITRE 12

Étape 4

Tout Sur L'Hydratation

Votre rituel complet de soin capillaire doit être focalisé sur la prévention des dégâts. En prenant soin de vos cheveux et en les nourrissant, vous serez mieux à même de préserver la structure de votre cheveu. Tout ce que vous faites doit être fait avec soin, réflexion et aussi délicatement que possible.

L'étape 4 de la méthode *Grow-It* porte sur la manière de garder ses cheveux hydratés. Pour comprendre pourquoi il est important de garder ses cheveux hydratés, il est d'abord important de comprendre la tendance du cheveu afro à être sec, et les différentes actions et produits qui vont amplifier cet état.

Tendance du cheveu afro à être sec

Des cheveux toujours secs finissent par s'abîmer, et fourcher. Les fourches finissent ensuite par casser et il est alors dur de maintenir la pousse. D'une pousse qui n'est pas maintenue, en résulte des cheveux qui n'ont jamais l'air de pousser et de dépasser une certaine longueur, ou cassent pour devenir de plus en plus courts, ternes et en mauvaise santé. La sécheresse permanente est la pire ennemie de tout type de cheveu et plus spécialement du cheveu afro naturel.

Qu'entend-on exactement par cheveux secs ? Les cheveux secs sont des cheveux qui ne sont pas assez hydratés. Cette définition n'est basée ni sur un environnement ou un caractère héréditaire provoquant la sécheresse du cheveu. Quelle qu'en soit la cause, il est possible d'améliorer l'apparence d'un cheveu sec. Si vos cheveux sont actuellement abîmés sans réparation possible, et que vous avez toujours des nouvelles repousses, donc que vous n'êtes pas chauve, vous pouvez améliorer la condition de votre cheveu par la connaissance de soins appropriés, de bons produits, et de la délicatesse dans leur manipulation.

Érosion

L'érosion est l'usure naturelle de la cuticule, qui laisse le cortex nu et exposé à l'environnement extérieur. Le cortex et la cuticule s'usent alors et les cheveux finissent par fourcher et casser. L'érosion est un procédé naturel qui a peu d'impact sur le cheveu en lui-même. C'est l'accumulation d'actions et d'expériences répétées dans le temps, qui impacte le plus l'état du cheveu. L'érosion est accélérée par les différentes choses que vous faites à vos cheveux.

Les actions suivantes telles que : le mouillage, les frottements, le soleil, la chaleur, les appareils de séchage et de coiffage, les produits chimiques contenus dans le bain, l'eau de la douche ou de la piscine, le sel et éléments minéraux contenus dans la mer, les procédures cosmétiques, provoquent et accélèrent tous l'érosion du cheveu. Celle-ci est aussi dûe à ce que vous ne faites pas. Ne pas utiliser de soins régulièrement par exemple entraînera une plus rapide érosion. Vos pointes semblent peut-être plus claires que le reste de vos cheveux à cause de ce même phénomène mais rassurez-vous, ceci affecte tout le monde. Les cheveux très érodés ont tendance à sembler plus légers et sont blancs ou grisâtres au niveau des pointes. Ils ont aussi tendance à être cassants.

Les liaisons du cheveu

Les cheveux sont faits de plusieurs types de liaisons localisées dans le cortex. Il existe des liaisons hydrogènes, ioniques, disulfures et peptidiques. L'hydrogène, l'ion, et le disulfure, attestent d'un tiers de la force générale du cheveu. Les liaisons hydrogène et ioniques sont beaucoup plus nombreuses que les liaisons disulfures, qui sont les plus solides des trois.

Liaison hydrogène : les liaisons hydrogène sont des liaisons physiques. L'hydrogène est un atome que l'on trouve en fin de chaîne polypeptidique et qui rend possible la cohésion entre deux chaînes polypeptidiques. Les chaînes polypeptidiques sont des chaînes composées d'acides-aminés liés par les liaisons disulfures. Les liaisons disulfures qui sont des liaisons très fortes seront abordées en détail, plus loin dans ce chapitre. La solidité du cheveu est en grande partie due aux liaisons hydrogène. Des liaisons physiques qui ont été rompues peuvent retrouver leur état d'origine. La liaison hydrogène est une liaison faible et temporaire qui peut être rompue par l'eau ou la chaleur. Elle change lorsque vous utilisez de la chaleur pour lisser vos cheveux, ou lorsque vous les mouillez ou que vous vous asseyez sous un séchoir pour obtenir un *wet set* bouclé (ensemble humide bouclé). La liaison peut être reformée et retrouver sa forme initiale en séchant ou en refroidissant le cheveu.

Liaison saline : Les liaisons salines dites ioniques sont également des liaisons physiques. Tout comme dans la liaison hydrogène, l'ion est placé en fin de chaîne polypeptidique, ce qui lui permet de se lier à une autre chaîne polypeptidique, et compte pour la solidité globale du cheveu. Les liaisons salines sont des liaisons faibles, qui peuvent être rompues par un changement de pH des cheveux. Les solutions fortement acides ou basiques peuvent casser ces liaisons. Elles peuvent retrouver leur état initial si le pH est rééquilibré. Utiliser un mélange d'eau et de citron, ou de vinaigre peut fortifier les liaisons salines, et resserrer les écailles de la cuticule. Encore une fois il s'agit là d'un résultat général. Nous avons abordé un peu plus tôt ce qui pourrait advenir si une solution acide était trop acide pour votre type de cheveux.

Liaison disulfure : Les liaisons disulfures sont des liaisons chimiques. Les liaisons chimiques sont plus fortes que les liaisons physiques et si elles sont altérées, elles ne peuvent pas retrouver leur état original. Les liaisons disulfures peuvent être cassées par les produits chimiques utilisés dans les permanentes, lissages permanents, défrisants, défrisants à l'hydroxide de soude et lissants. La liaison disulfure peut se reformer ou changer en une autre forme de liaison appelée lanthionine, mais elle ne peut jamais revenir à son état originel. Ceci est la raison pour laquelle il est impossible de laver ou de faire évaporer un défrisant de vos cheveux. L'altération des liaisons disulfures est permanente. Le changement de ces liaisons à tendance à rendre le cheveu plus sec qu'il n'aurait été s'il n'avait pas reçu de traitement chimique. Des cheveux défrisés en bonne santé n'est pas un oxymore (un oxymore est une contradiction de deux termes mis ensemble), il est possible d'avoir de beaux cheveux défrisés, mais les soins du cheveu défrisé vont au-delà des objectifs de ce livre. Un des meilleurs ouvrages que vous trouverez sur les besoins spécifiques des cheveux défrisés est « *Ultra Black Hair Growth* » de Cathy Howse.

Liaison peptidique : Les liaisons peptidiques sont des liaisons chimiques très fortes qui peuvent être cassées par des produits chimiques dépilatoires. Tout comme les liaisons disulfures, une fois les liaisons peptidiques cassées, elles ne peuvent jamais se reformer. Si une liaison peptidique est cassée, le cheveu est dissout. Souvenez-vous donc toujours que vous cassez les liaisons peptidiques de vos cheveux lorsque vous utilisez des crèmes dépilatoires. Maintenant que vous comprenez ce qu'est l'érosion capillaire et les différentes liaisons chimiques et physiques du cheveu, vous devriez comprendre pourquoi l'application d'un après-shampoing est si important, et pourquoi il est préférable d'éviter les traitements chimiques si vous voulez conserver le plus possible de belles longueurs. L'après-shampoing peut renforcer votre cheveu et ralentir les effets de l'érosion mais les traitements chimiques l'affaiblissent en cassant ou en dissolvant ses liaisons chimiques et physiques.

Le but de ce livre est de vous aider à faire les meilleurs choix en toute connaissance de cause. Les cheveux afro naturels ne sont pas pour tout le monde. Pour certaines femmes le meilleur choix pourrait être un défrisant chimique. Faites vos choix, les yeux grands ouverts. Si vous fonctionnez ainsi vous aurez moins de chance de regretter un pauvre choix plus tard.

Des cheveux endommagés sont fragiles. Comme vous le savez la cuticule d'un cheveu endommagé commence à casser jusqu'à son éventuelle disparition couche par couche, laissant le cortex exposé au monde extérieur. Apparaissent ensuite les fourches et les cheveux cassants. Les cheveux deviennent secs selon la manière de s'en occuper. La quantité de manipulations, l'environnement extérieur, les produits chimiques qui s'oxydent, et la surcharge de produits, peuvent contribuer au dommage du cheveu.

Dommages par manipulation

Les dommages causés par la manipulation des cheveux peuvent être dûs à des appareils de coiffure mal aiguisés, des appareils mécaniques et chauffants. En soit, les méthodes qui utilisent ce genre d'appareils ne sont pas mauvaises pour les cheveux, mais elles doivent être utilisées avec modération et réflexion, et dans l'intention de préserver la structure sacrée du cheveu pendant la coiffure.

Ciseaux et rasoirs

Il est important d'utiliser des ciseaux de coiffure inoxydables, aiguisés, et de bonne qualité, qui n'auraient comme fonction que celle de couper les cheveux. Vous ne pouvez pas utiliser n'importe quelle paire de ciseaux. Des ciseaux en acier bien aiguisés, coupent les cheveux proprement contrairement aux ciseaux aux bords émoussés qui ébrèchent les cheveux.

Ceux-ci rendront les écailles de la cuticule encore plus affaiblies et vulnérables aux dommages.

Que le rasoir soit émoussé ou aiguisé, il produit des sections entières ou la cuticule s'érode très rapidement. Faire ses contours avec un rasoir ou une paire de ciseaux bon marché ou émoussés, peut laisser vos pointes dans un tel état d'exposition que la cuticule pourrait se dénuder.

Dommages mécaniques

L'utilisation à outrance, trop énergétique, ou trop dure, de peignes et de brosses est la cause principale des dommages dit mécaniques.

Beaucoup de femmes dont les cheveux afros sont naturels, préfèrent les coupes afro et les *afro puffs*. Si vous vous faites un afro en crêpant votre chevelure à l'aide d'un peigne, vous soulevez les écailles et les forcer dans la mauvaise direction. Une coupe de cheveux sur cheveux naturels ne veut pas nécessairement dire qu'elle est bonne pour le cheveu. Créer de nouvelles coupes en crêpant et jouant avec les cheveux sans les lisser décolleront les écailles de la cuticule, et affaibliront votre cheveu, l'exposant aux fourches et à la casse. Vous aurez alors compromis la bonne santé de votre cheveu, et votre capacité à préserver sa structure naturelle et le prolongement de sa vie. Le cheveu a besoin de quelques années pour gagner en longueur. La mauvaise utilisation de peignes et de brosses peut détruire sa longévité et sa santé très rapidement.

Dommage par la chaleur

Les dommages causés par la chaleur existent sous plusieurs formes : la sur-utilisation des fers à friser, sèches-cheveux, fers à lisser ou peignes chauds coiffants. L'utilisation du peigne chauffant est également appelée un lissage avec source de chaleur (*thermal relaxing*).

Les méthodes utilisées telles que le séchage au sèche-cheveux réduit l'hydratation du cheveu en dessous de son niveau normal. De plus le sèche-cheveux en lui-même peut s'avérer dangereux. Les appareils à chaleur assouplissent la kératine. S'ils sont trop chauds, ils peuvent faire bouillir l'eau contenue dans le cheveu, et provoquer la formation de bulles de vapeur à l'intérieur du cheveu assoupli. Des cheveux très abîmes par la chaleur doivent être coupés.

Dommages causés par l'environnement

Les dommages causés par l'environnement proviennent de deux sources principales : le soleil et le vent.

Exposition au soleil

Les ultras-violet du soleil affectent les cheveux de la même manière que la javel. Tout comme la javel, les rayons oxydants du soleil peuvent casser, ou changer la composition chimique et les composants du cheveu. L'oxydation du soleil provoque la création des radicaux libres et l'oxygène provoque leur disparition.

En général, d'un point de vue chimique, l'oxydation est une réaction qui intervient entre les molécules d'oxygène et les substances avec lesquelles elles rentrent en contact. Lorsque deux substances se rencontrent pendant le processus d'oxydation, au moins un électron, composant d'un atome, est perdu. Une molécule est formée de deux ou plusieurs atomes. Les molécules forment des groupes qui forment à leur tour des liaisons.

Plus spécifiquement le cheveu contient un groupe chimique appelé groupe thiol. Les thiols stabilisent le cheveu en formant des liaisons disulfures. Souvenez-vous que les liaisons disulfures sont des liaisons très fortes qui contribuent grandement à la solidité du cheveu. Les groupes thiols rendent le cheveu glissant, et aident les cheveux à se chevaucher. Lorsque ces derniers sont oxydés par le soleil, les liaisons disulfures se transforment en composés appelés acides sulfuriques. Contrairement aux groupes thiols, les acides sulfuriques sont collants, ce qui rend le cheveu oxydé par le soleil plus apte à s'emmêler. La transformation des liaisons disulfures en acides sulfuriques est irréversible. Les lubrifiants tels que les après-shampoings, peuvent cela-dit rendre les cheveux couverts d'acides sulfuriques plus soyeux, plus faciles à entretenir, et moins aptes à s'emmêler.

Il est nécessaire dans notre cas, d'introduire une couche protectrice entre le cheveu, et le soleil pour éviter l'oxydation causée par l'oxygène. La création de radicaux libres est réduite, si l'exposition du cheveu au soleil est réduite.

Les effets de l'oxydation sur le cheveu peuvent être bien gérés si l'oxygène ne peut pénétrer sa surface et atteindre les radicaux libres. C'est pour cela qu'il est important de couvrir sa tête lorsque vous vous trouvez au soleil et d'appliquer un soin avant de partir lorsque vous allez sortir pour de longues durées. Le vent peut également oxyder les cheveux.

Exposition au vent

Le vent ou l'air a également un impact sur le cheveu. Lorsque l'air est vraiment sec, il absorbe l'hydratation du cheveu. Il contient des polluants et sert de véhicule à la poussière et la saleté qui se déposent sur les cheveux. Laisser ses cheveux au vent peut paraître sexy mais ce n'est pas bon pour les cheveux. Les cheveux peuvent se frotter et au contact l'un de l'autre et créer des charges électriques.

L'exposition à l'air, ou au vent, peut accélérer le phénomène d'érosion. Ce phénomène peut être ralenti par des coiffures protectrices. Si vous avez l'intention de voyager en cabriolet, ou sur un bateau, un yacht, attachez vos cheveux et couvrez les.

Dommages causés par des produits chimiques oxydants

Les cheveux sont essentiellement faits de protéines. Les produits oxydants, détruisent les couches externes de la cuticule, laissant les couches internes du cortex nues et exposées à l'environnement extérieur. Il existe plusieurs types d'oxydants qui affectent les cheveux comme le chlore, les neutralisants des permanentes, et les défrisants chimiques. Permanentes et défrisants chimiques sortent du cadre de ce livre et ne seront pas analysés.

Le chlore est un oxydant fort. Vous n'avez pas besoin d'être nageur professionnel pour que vos cheveux soient abîmés par le chlore. Sa présence est courante dans l'eau du robinet de la plupart des foyers américains. Il peut endommager la cuticule et les protéines du cheveu, empirer les effets oxydants du soleil et de l'air, et donc empirer l'état des cheveux. Il peut le rendre cassant et terne. Les charges positives qu'il contient sont attirées par les charges négatives des cheveux.

Dommages causés par les minéraux

Une eau qui contient beaucoup de minéraux est définie comme dure. L'eau dure peut entraîner une accumulation de minéraux dans vos cheveux : les résidus des produits coiffants tels que les shampoings, après-shampoings, gels et autres produits sans rinçage, s'attachent aux minéraux présents dans l'eau rendant le cheveu terne et sec.

En général, une personne dont les cheveux sont ternes et secs, réagit en ajoutant plus de produits pour combattre ce manque de brillance, plongeant encore plus profondément dans un abyme terne, sec et abîmé. Les minéraux ayant des charges électriques positives attirent les cheveux chargés négativement. Que vous utilisiez de l'eau dure à la maison, ou que vous nagiez à la mer, les minéraux présents dans l'eau affectent vos cheveux. Le sel de mer peut être très desséchant. Combiné avec la brise océanique et les rayons du soleil, ils accélérèrent l'oxydation de vos cheveux. L'eau du robinet qui n'a pas été filtrée ou adoucie peut contenir du magnésium et autres minéraux. Comme mentionné au préalable, l'eau contenant ces minéraux est appelée eau dure. Ces minéraux empêchent l'action moussante des nettoyants à base de savon et peuvent directement endommager vos cheveux. Le magnésium sèche et enveloppe le cheveu, ce qui le rend plus lourd et plat, il empêche la bonne prise d'une permanente, d'une couleur ou encore d'un défrisage, et il peut également laisser le cheveu terne.

Les minéraux contenus dans l'eau peuvent se combiner et s'accumuler à d'autres produits que vous utilisez, laissant votre cheveu recouvert d'une couche, et terne. Une façon de se débarrasser des effets nuisibles des minéraux est d'installer un filtre à eau dans votre douche ou dans votre bain. Il existe différents types de filtres et différentes fourchettes de prix allant du moins cher au plus cher.

Dommages causés par la surcharge de produits

L'accumulation de résidus laissée par les produits, rend le cheveu terne et sec. Si les ingrédients d'un soin pour cheveux ne correspondent pas à votre type de cheveux, il peut absorber l'hydratation de votre cheveu, et le rendre sec. Les résines contenues dans les produits coiffants peuvent devenir collantes et durcir le cheveu. Ces résines résiduelles attirent plus de produits, et leur accumulation peut rendre le cheveu cassant lorsque vous essayez de les peigner ou les coiffer.

Maintenant que nous avons analysé ce qui peut rendre le cheveu plus sec, et la manière dont un cheveu sec peut s'abîmer, passons maintenant à l'étape 4 de la méthode *Grow It* : l'hydratation du cheveu.

Hydrater le cheveu

Même si les cheveux absorbent l'hydratation ambiante, il n'est pas toujours possible de contrôler l'état de l'environnement qui nous entoure. Nous savons qu'en général, les cheveux afro ont tendance à être secs. Anticipez cet état en hydratant régulièrement le cheveu afin de prévenir au maximum les dommages. La manière la plus simple de procéder est d'appliquer régulièrement un hydratant dans vos cheveux.

Hydratation : cheveu bouclé/cheveu lissé

Si votre cheveu est bouclé, donc naturel, un hydratant à base aqueuse sera une bonne option pour vous. Par contre si votre cheveu est lissé, un lait hydratant , avec très peu d'eau serait sans doute préférable.

Cheveu (bouclé) naturel

Lorsque vos cheveux sont à leur état naturel, un produit à base aqueuse aidera à garder votre cheveu hydraté. Il existe différents types de produits à base d'eau tels que les activateurs de boucles, et les concoctions à base d'après-shampoing que l'on prépare soi-même. Vous pouvez préparer des concoctions de base ou plus complexes.

Concoction basique

Pour préparer une concoction hydratante basique, commencer par acheter un vaporisateur soit dans un *beauty shop* ou un supermarché. Remplissez-le à moitié avec un après-shampoing à base aqueuse peu cher. Rajoutez de l'eau pour le liquéfier. Vous pouvez également rajouter un quart de tasse d'huile, telle que l'huile d'olive,l'huile de sésame ou l'huile de ricin à votre mixture. Ce vaporisateur est facile à réaliser et peut être utiliser tous les jours.

Concoction complexe

Vous pouvez ensuite ajouter à la mixture basique, ci-dessus, 3 à 5 gouttes d'huiles essentielles de romarin, de bois de cèdre, de lavande, de menthe poivrée, de sauge ou de basilic. Souvenez-vous que dans le cas des huiles essentielles, plus n'est pas forcément mieux. Soyez sûre d'utiliser des huiles essentielles naturelles et non des huiles parfumées. Les huiles parfumées contrairement aux huiles essentielles sont fabriquées en usine et sont remplies de senteurs synthétiques.

Le maître de l'hydratation, le Pentanol

Le pentanol est un dérivé de la vitamine B qui hydrate. Il est absorbé par la tige capillaire et pénètre le cuir chevelu pour atteindre le follicule qui se trouve en dessous du cuir chevelu. Le pentanol améliore la teneur en hydratation au moment même où le cheveu commence à pousser. Recherchez la présence de pentanol dans les ingrédients de vos produits.

Envisagez d'incorporer un produit fort en pentanol dans votre hydratant journalier. Vous pouvez bien sûr vous procurer du pentanol sur certains sites vendant des ingrédients cosmétiques mais il est plus facile de commencer avec des produits à forte teneur en pentanol.

Même si le pentanol est considéré comme un très bon hydratant, il ne marche pas sur tout le monde. Vous courrez moins de risque et dépenserez moins si vous achetez un produit à base de pentanol en grande surface, que si vous le commandez sur internet et payez les frais de port en plus.

Cheveu lissé

Les cheveux naturels ayant été lissés retrouveront leur état bouclé ou frisé si l'hydratant placé dans les cheveux, est à base aqueuse. Il est donc conseillé d'utiliser une lotion hydratante sur les cheveux lissés. Ces produits contiennent de l'eau mais la quantité et la manière dont ils sont formulés leur permettent d'être utilisés sans que les cheveux retournent à leur état naturel bouclé. Les hydratants à base d'huile peuvent être utilisés sur les pointes, à la base des cheveux, et au niveau de la nuque. Nous avons toutes une nature de cheveux différente, donc des préférences différentes dans le choix de nos produits. Un produit ne convient pas à tout le monde, c'est pourquoi chacune doit trouver ce qui lui va le mieux.

Sceller L'hydratation En Utilisant Des Headwraps (foulards)

Une méthode qui permet de sceller l'hydratation dans les cheveux est de se couvrir la tête. Les meilleurs moyens de couvrir sa tête est d'utiliser des sacs ou bonnets en plastiques, des tissus de satin, de soie ou de nylon. Ces matières n'absorberont pas l'hydratation de vos cheveux. Le coton, certes naturel, n'est pas le meilleur choix parce qu'il a tendance à absorber l'humidité.

Couvrir Ses Cheveux À L'aide D'un Plastique

Le plastique est très peu onéreux et facilement accessible mais pas nécessairement bon pour l'environnement. Il existe deux moyens pour couvrir ses cheveux qui sont le bonnet de bain et le sac plastique. Les bonnets de bains peuvent être utilisés sous les perruques, et la nuit en allant vous coucher. Ne portez pas de bonnet de bain en public sans le recouvrir d'un chapeau ou d'un foulard. C'est de mauvais goût et très peu esthétique. Ces deux méthodes sont appelées la « *whole-head baggie* méthode » et la « *pony tail baggie* » ou « *section baggie* méthode ».

La Whole-Head Baggie Méthode

Cette méthode marche aussi bien pour les cheveux très courts comme très longs. Prenez un sac plastique ou un bonnet de bain et placez-le sur vos cheveux hydratés. Vous pouvez le porter quelques heures par jour, en soirée, ou le sécuriser et le porter toute la nuit. Si vous ne voulez pas tomber malade, ceci n'est pas recommandé lorsque que vos cheveux sont mouillés et qu'il fait froid!

La « Section Baggie » Ou la « Pony Tail Baggie » Méthode

Cette méthode est la meilleure lorsque vos cheveux sont assez longs pour les attacher en queue de cheval. Essayez de trouver des sacs alimentaires ou plastiques, à anse. Ceux-ci sont très efficaces. Recouvrez vos cheveux d'un hydratant à base aqueuse, ou appliquez un hydratant à base d'huile sur vos pointes. Faites des vanilles, tressez-les, ou faites un chignon que vous recouvrirez à l'aide du sac. Vous pouvez aussi simplement recouvrir votre tête sans qu'elle soit coiffée au préalable à l'aide du sac plastique que vous sécurisez avec un bas en nylon que vous garderez toute la nuit, ou pendant la journée en dessous d'un autre mi-bas, d'une fausse queue de cheval, d'un chapeau ou d'un foulard.

Foulards En Satin

Les foulards en satin peuvent être peu onéreux, mais certainement plus chers que les sacs en plastique. Ils sont plus intéressants que les sacs plastiques, parce que vous pouvez les acheter dans une gamme de couleurs et styles différents au supermarché ou au beauty shop. Ils peuvent être utilisés de différentes manières. Les deux méthodes que j'utilise le plus sont la *whole head* méthode et la *section* ou *ponytail* méthode, exposées plus bas. Il n'y a pas de section à part pour l'utilisation de la soie ou du nylon. J'utilise parfois le foulard en satin en plus du nylon. Vous pouvez vous faire un ruban en nylon en coupant une des jambes d'une paire de collants. Placez-le sur vos cheveux et recouvrez ensuite avec la soie ou le satin. Vous pouvez maintenant passer aux méthodes ci-dessous utilisant les foulards en satin.

Méthode Totale Avec Foulard En Satin

Cette méthode fonctionne bien pour protéger le cheveux des frottements contre les draps en coton et les vêtements. Pendant la journée, couvrez vos cheveux à l'aide d'un foulard en satin que vous porterez en dessous d'un chapeau. Vous pouvez également mettre une perruque par-dessus le foulard s'il n'est pas trop volumineux. Pendant la nuit, sécurisez bien le foulard pour qu'il ne glisse pas. Les foulards en satin aident à garder la brillance des cheveux défrisés, et les empêchent de devenir trop secs. Ils fonctionnent mieux avec des hydratants à base d'huile. Les hydratants à base d'eau ont tendance à saturer le satin, tâcher les foulards et tout ce qu'ils touchent.

Méthode Avec Section Ou Queue De Cheval Et Foulard En Satin

Recouvrez simplement la queue de cheval à l'aide du foulard. Un foulard restera mieux fixé sur une queue de cheval tournée, ou tressée, qu'une queue de cheval relâchée. Vous direz certainement que l'utilisation d'un sac plastique ou d'un foulard n'appartient pas vraiment à la partie hydratation mais plus à celle qui suit, concernant la protection. Cela dépend vraiment de votre perspective. Parce que ces méthodes de couverture sont étroitement liées à l'application d'un hydratant, je les ai incluses ici.

Comment La Méthode D'hydratation Grow It *Permet-Elle De Préserver La Structure De La Tige Capillaire ?*

Qu'ils contiennent des huiles ou des émollients additionnels ou pas, les produits sans rinçage ou *leave-in,* élaborés à partir d'eau, préservent la structure de la tige capillaire en l'hydratant. Ils aident à augmenter la souplesse du cheveu. Des cheveux souples et hydratés auront d'avantage tendance à être soyeux et malléables.

Des cheveux qui ne sont pas hydratés, par contre, auront plus tendance à être durs, fragiles, et cassants sous le stress quotidien des coiffures.

Se mouiller les cheveux régulièrement pendant la semaine aide également à garder le cheveu hydraté. J'ai mentionné, précédemment dans le chapitre sur l'érosion, que mouiller ses cheveux entraînait l'érosion, ou usure du cheveu. Le mouillage et le séchage entraînent la rupture et la reformation des liaisons du cheveu. Cette rupture et cette reformation des liaisons, sont également responsables de l'usure des cheveux. Mais comme pour tout, nous devons trouver un certain équilibre. Dans le cas du cheveu, il est important de comprendre que l'usage de l'eau gardera le cheveu souple et malléable et soulagera les sécheresses chroniques. Il est important de comprendre que des cheveux secs à répétition s'abîmeront et s'éroderont plus vite que des cheveux mouillés et séchés naturellement. Cependant mouiller ses cheveux, puis les sécher à l'aide d'une chaleur artificielle et d'appareils tels que les sèche-cheveux et séchoirs, augmenteront plus rapidement l'usure de vos cheveux. Alors même s'il est vrai que se mouiller les cheveux peut conduire à leur érosion, le bienfait général qu'on en retire est que l'eau garde votre chevelure hydratée. Le véritable responsable et partenaire de l'érosion, est la sécheresse chronique. Évitez autant que possible d'avoir les cheveux secs à répétition.

Si vous décidez de mouiller vos cheveux quotidiennement, il est important que vous utilisiez un filtre à eau dans votre douche ou votre baignoire, parce que vous serez amenée à augmenter l'exposition de vos cheveux et cuir chevelu au chlore, et autres produits chimiques et minéraux en suspension dans l'eau pouvant assécher votre cheveu. Lorsque celui-ci est continuellement sec, il a tendance à s'user plus rapidement. Des cheveux afro complètement naturels, sans coloration ou traitement thermique, requièrent tout de même sous une forme ou une autre, un soin hydratant. Passons maintenant à l'étape 5, qui est la protection.

CHAPITRE 13

Étape 5

Tout Sur La Protection

Couvrir vos cheveux à l'aide de foulards, et autres tissus, ainsi que l'utilisation de méthodes de coiffures spécifiques sont toujours de bonnes idées pour protéger vos cheveux. La limite de ce genre de protection est le fait que vous ne traitez que le symptôme, la protection n'étant effective que le temps où votre tête reste couverte.

Renforcer Ses Cheveux

La meilleure façon de protéger vos cheveux est de les renforcer. Vous pouvez utiliser des méthodes variées, internes et externes, afin de fortifier vos cheveux.

Renforcer De L'intérieur

Une bonne alimentation et une eau saine sont deux composantes auxquelles vous devriez faire attention.

Pour ma part, je ne suis pas une grande fan des vitamines, et je ne les prends pas régulièrement, cependant lorsque je les prends, habituellement pendant des périodes de deux semaines consécutives, je remarque une différence dans la texture de ma peau et des mes cheveux.

Une Bonne Alimentation

Une bonne alimentation telle que les légumes et les fruits bio crus, de la nourriture non manufacturée sont idéals pour la santé de votre corps et de vos cheveux. Une alimentation équilibrée remplie de jus de légumes et de fruits crus bio, nourrissent parfaitement votre corps. Débarrassez-vous autant que possible, et de manière permanente des nourritures raffinées et manufacturées de votre alimentation.

L'eau

Trouvez l'eau qui vous convient le mieux. Si vous n'aimez pas l'eau en bouteille, n'en buvez pas. Si vous préférez l'eau filtrée, buvez celle-ci. Buvez de l'eau chaque jour, et s'il vous plaît ne vous rendez pas malade sur le choix de la meilleure eau, ajustez juste votre choix.

Les Vitamines

Certaines vitamines sont recommandées pour la beauté du cheveu. En premier lieu, trouvez si possible des multi-vitamines d'aliments complets. Vous pourrez les trouver dans les magasins bio ou sur internet. En complément, des complexes biotine et vitamine B contre le stress sont recommandés pour les cheveux. Faites vos propres recherches avant d'inclure et d'instituer votre cure de vitamines.

Gérer Son Stress, La Respiration Profonde Et Le Sport

Le stress peut dévorer votre santé, la santé de vos cheveux, et votre progression. Le stress peut aller à l'encontre de votre travail en créant un désordre interne. Dans des cas extrêmes, il peut provoquer des déséquilibres chimiques et des chutes de cheveux. Vous êtes également moins encline à prendre soin de vos cheveux si vous êtes stressée.

71

Lorsque vous êtes stressée, il est important de gérer votre stress au mieux. Gardez votre équilibre nutritionnel avec une bonne alimentation et complétez avec des vitamines. Des exercices de respiration profonde ainsi que le sport aideront le corps à garder son équilibre. Ceci affecte indirectement la santé de vos cheveux.

Renforcer De L'extérieur

Les traitements protéinés, les soins profonds, et les *leave-in* sont des moyens extérieurs pour renforcer et protéger vos cheveux.

Traitements Protéinés

Il existe deux types de traitements protéinés pour protéger vos cheveux : un traitement léger et un traitement lourd. Ces distinctions sont arbitraires, il n'existe pas de traitement protéiné léger ou lourd. Ces termes ont été choisis arbitrairement afin de distinguer les deux types de produits utilisés, pour vous aider à déterminer ce qui marchera le mieux pour vous à n'importe quel moment donné.

Traitements Protéinés Légers

Ce que j'appelle traitement protéiné léger est un traitement qui demande à être appliqué sur le cheveu quelques minutes, puis rincé. Sur les emballages de ce genre de produits, on a tendance à lire les termes « reconstructeur » ou « traitement protéiné ». Les traitements légers peuvent être utilisés de manière régulière, chaque semaine par exemple.

Les activateurs de boucles, souvent élaborés avec du blé, du soja ou des protéines animales hydrolysées, sont également un autre type de traitement léger. Ils n'ont pas besoin d'être rincés une fois appliqués et peuvent être utilisés de manière quotidienne.

Traitements Protéinés Lourds

Les traitements protéinés lourds requièrent une source de chaleur telle que le sèche-cheveu, ou le séchoir. Certains de ces traitements sont faits pour durcir sur les cheveux. Ils ont besoin d'être rincés. La clef de ces traitements lourds, est qu'ils ne fonctionnent que s'ils sont chauffés. Ils ne sont pas à appliquer trop souvent, seulement une fois toutes les six à huit semaines. Certains de ces traitements sont à utiliser sur cheveux abîmés, cependant ils m'ont servi à protéger mes cheveux, me permettant d'atteindre une belle longueur avec peu de fourches. Il n'est pas nécessaire que vos cheveux soient abîmés pour les utiliser. Il est dit que ces produits servent à reconstruire la structure du cheveu en remplaçant les protéines essentielles arrachées par les appareils de coiffure et produits quotidiens. Ils utilisent des protéines actives combinées avec du magnésium ou autre minéral, qui se déposent sur le cheveu et ensuite se fondent avec celui-ci sous la chaleur.

Je pense que les protéines lourdes que j'utilise ne reconstruisent pas de façon permanente la structure du cheveu, mais copient temporairement sa structure saine. Leurs effets sont temporaires puisqu'ils sont à réitérer toutes les six semaines. Si les effets étaient permanents il ne serait pas nécessaire de réitérer ce traitement à des intervalles si réguliers. De plus, il ne serait nécessaire d'appliquer ces traitements que sur les repousses, et les instructions vous diraient de ne placer le produit que sur les racines. Puisque les instructions du produit ne disent pas cela, mais recommandent que le produit soit placé sur la totalité des cheveux à chaque application, ceci confirme bien que les effets sont temporaires.

Les produits copient la structure saine du cheveu, mais ne la recréent pas. Selon la majeure partie des informations disponibles aujourd'hui sur la science du cheveu, il n'est pas possible de réparer ou reconstruire la tige capillaire une fois que celle-ci a été endommagée. Les dommages sont permanents.

Les cheveux s'abîment parce qu'ils vieillissent, et que nous les manipulons et les coiffons. Tout, y compris les cheveux, s'use avec le temps. En utilisant ce genre de traitements lourds, nous essayons d'étendre la durée où le cheveu garde cet aspect intact, et nous essayons de protéger sa structure. L'action reconstructrice des produits protéinés lourds est purement cosmétique, et temporaire.

Les deux composants principaux des produits protéinés que j'utilise sont des protéines modifiées et du magnésium. Comme mentionné auparavant, le magnésium enveloppe le cheveu. Son action enveloppante peut aider à attirer et garder le composant protéiné sur le cheveu, mais elle peut également inhiber la bonne prise des permanentes, colorations et défrisages en empêchant la chimie d'atteindre la partie interne du cheveu. C'est pourquoi il est important de toujours réaliser ces traitements intenses après et non avant les traitements chimiques mentionnés.

Les produits actuels élaborés pour cheveux secs, ont de grosses molécules à charges positives. La tige capillaire portant une petite charge négative, les molécules chargées positivement s'accrochent donc à elle. Les grosses molécules s'accumulent sur les bords des écailles abîmées, aidant à lisser et remplir les cassures et les craquelures. Les cuticules lissées seront donc moins susceptibles de s'accrocher avec les autres cheveux et de s'emmêler, et ceux-ci seront plus maniables.

Enfin, je vous recommande d'hydrater intensément vos cheveux après une traitement protéiné, car ceux-ci assèchent les cheveux.

J'ai abordé le fait que l'eau dure, surtout l'eau contenant beaucoup de magnésium, ne soit pas très bonne pour les cheveux. De ce fait, recommander un traitement protéiné intense qui pourrait contenir du magnésium, peut sembler d'une incohérence flagrante. Il est vrai qu'en général, le magnésium déposé par l'eau dure est connue pour rendre le cheveu sec et terne, cependant lorsque vous comprendrez votre objectif, les produits et leur impact sur vos cheveux, vous pourrez incorporer un produit fort en magnésium dans votre routine capillaire pour les bienfaits de vos cheveux. Restez concentrée sur une vision globale et les résultats à atteindre sur le long terme. C'est dans cette optique là qu'une méthode paiera ses fruits.

Beaucoup de personnes n'aiment pas les produits protéinés lourds. Je vous recommande donc fortement de trouver un produit que vous aimerez. Pour que les protéines présentes dans le produit puissent rester sur le cheveu, et assister la structure naturelle du cheveu sur une période de temps étendue, la composition du produit doit être élaborée pour se diffuser à l'intérieur des tiges capillaires. Le produit doit donc être appliqué avec une source de chaleur.

Tout produit peut éventuellement être rincé, donc si vous cherchez un produit protéiné lourd, trouvez-en un qui ne partira pas au prochain lavage, ou pendant les premiers jours, voire la première semaine d'utilisation.

Pour être sûre d'obtenir de bons résultats, voici quelques étapes à suivre pour une expérience optimale de soin intense protéiné.

Avant de commencer, retirez tous les produits coiffants de vos cheveux. Vous pouvez soit opter pour un shampoing clarifiant, ou mélanger un quart de tasse de vinaigre de pomme dans un quart d'eau chaude avec lesquels vous rincerez vos cheveux. J'aime utiliser une bassine assez large. Premièrement je me démêle les cheveux et les tresse de manière très peu serrée. Puis je trempe ma tête pendant quelques minutes dans la bassine.

Routine protéinée lourde

1. Démêlez vos cheveux le plus possible à l'aide de vos doigts. Ne laissez aucun gros nœud dans vos cheveux.

2. Divisez vos cheveux en plusieurs sections. Évitez les nœuds en faisant soit des vanilles ou des tresses relâchées avec les différentes sections. Divisez en six à dix sections au maximum.

3. Le soin protéiné doit être appliqué sur cheveux propres. Lavez-les puis sectionnez-les. Diluez un à deux bouchons de shampoing dans deux à trois tasses d'eau chaude afin

que le shampoing ne se concentre pas dans une partie de vos cheveux. Vous utiliserez moins de shampoing de cette manière, et c'est plus rapide à rincer. Rincez.

4. Appliquez le soin protéiné. Détachez une tresse à la fois et versez un bouchon rempli de produit sur la section relâchée puis retressez à nouveau et mettez-la de côté. Passez ensuite à la prochaine section.

5. Après que le produit ait été appliqué sur chaque section, sécurisez toute la chevelure pour qu'elle reste en place. Attachez ensuite les cheveux ensemble à l'aide d'un collant en nylon.

6. Asseyez-vous sous un séchoir le temps que le produit durcisse.

7. Rincez délicatement le produit sans bouger les cheveux. Vos cheveux seront cassants si vous êtes trop abrupte, ou si vous les peignez à ce stade du soin. Soyez douce avec vos cheveux ! Je procède de la manière suivante : je mets ma tête sous le robinet et rince abondamment jusqu'à ce que le produit soit complètement parti. Ceci peut prendre dix à quinze minutes. En général je ne défais pas mes cheveux même lorsque le produit a été rincé. (Tous les traitements protéinés ne durcissent pas. Suivez les instructions des produits pour de meilleurs résultats).

8. Vos cheveux seront certainement très très secs, VOUS DEVEZ DONC LES SOIGNER EN PROFONDEUR APRES LE TRAITEMENT. Mélangez un aprèsshampoing intense, peut-être un contenant du cholestérol, ou n'importe quel après-shampoing de votre choix (il devrait être épais et riche) avec de l'huile d'olive, de l'huile d'amande douce, de l'huile de ricin, de l'huile de germe de blé, ou encore de l'huile de carthame. Pour un quart de tasse d'aprèsshampoing ajoutez une cuillère à soupe d'huile végétale.

9. Défaites une tresse à la fois. Imprégnez votre mélange huile/après-shampoing dans votre tresse à l'aide de vos mains. Ne peignez pas encore.

10. Massez l'après-shampoing dans chaque section de cheveux que vous venez de défaire, puis tressez à nouveau. Continuez le même procédé jusqu'à ce que vous ayez soigné toute votre tête. Laissez reposer de cinq minutes à une heure. Je pense que cinq voire dix minutes sont assez.

11. Défaites une tresse à la fois puis peignez chaque section jusqu'à ce que tous les cheveux soient démêlés. Passez ensuite à la prochaine tresse et recommencez.

12. Après que chaque tresse ait été peignée et démêlée, faites des vanilles ou tressez-les à nouveau, puis mettez-les de côté. Voilà pourquoi vous ne voulez pas avoir trop de tresses sur la tête, pas plus de dix.

13. Rincez puis mettez chaque section rincée de côté. Vous pouvez les attacher à l'aide d'un mi-bas en nylon, rajoutant au fur et à mesure les sections que vous aurez rincées et démêlées ; ou vous pouvez faire des vanilles, ou les tresser peu serrées à nouveau.

14. Coiffez comme à l'habitude

Si vous ne soignez pas vos cheveux en profondeur après avoir effectuer votre traitement protéiné lourd, et si vous ne manipulez pas vos cheveux avec beaucoup de soin, vous pourriez les casser, car c'est à ces moments-là, pendant et après votre traitement protéiné que vos cheveux sont le plus vulnérables. Une fois le mélange après-shampoing + huile appliqué, vous pourrez manipuler vos cheveux comme vous en avez l'habitude, avec douceur !

Minimisez les manipulations après le traitement protéiné intense. Soignez juste en profondeur et rincez. Préparez en amont vos serviettes et linges pour que vous puissiez réaliser votre routine capillaire une fois le produit retiré de vos cheveux. Vous n'avez pas envie de courir dans la maison à la recherche d'une serviette, l'eau gouttant dans vos yeux et par terre. Attendez six à huit semaines avant votre prochain traitement.

Soin Intense (revitalisant)

Le soin en profondeur est une autre manière de protéger ses cheveux. Supposant que vous lavez vos cheveux une fois par semaine, un soin intense devrait être utilisé après chaque lavage. Il implique l'usage d'un après-shampoing plus épais qui doit être laissé dans les cheveux pendant un certain temps, entre cinq minutes et une heure. Un soin profond peut contenir des protéines. Étant donné que certaines chevelures ne supportent pas bien les protéines, il est préférable de choisir un après-shampoing ne contenant pas de protéines. Si vous trouvez que les protéines marchent bien sur vos cheveux, vous pouvez utiliser un après-shampoing additionnel contenant des protéines. Pour certaines personnes il serait préférable d'utiliser le traitement protéiné avant le soin hydratant intense. Pour d'autres, utilisez juste le traitement protéiné ou le traitement hydratant.

Comme j'ai pu le mentionner à travers ce livre, cela dépend vraiment de vous de déterminer ce qui marche le mieux pour vous. Il faut parfois faire des erreurs et des tests avant de trouver la solution adéquate. Plus vous aurez de connaissances et de compréhension, plus vous serez productive, et moins vous passerez de temps à faire des essais.

Vous pouvez utiliser des après-shampoings épais des grandes surfaces qui indiquent sur leurs emballages qu'ils hydratent le cheveu ; vous pouvez également utiliser des huiles infusées avec des herbes.

Je préfère utiliser un après-shampoing acheté en magasin et mettre les huiles après avoir utiliser l'après-shampoing. S'il vous plaît, rincez d'abord l'après-shampoing avant d'appliquer un *leave-in*.

Le Leave-In *Ou Produit Sans Rinçage*

Après mon après-shampoing, j'aime ajouter un produit qui ne se rince pas. Il s'agit le plus souvent d'un produit que vous appliquez avant de vous coiffer. J'aime bien les créer ou mélanger mes propres produits. Voici quelques ingrédients que vous pouvez utiliser :

Fortifiants

- *Leave In* contenant du pentanol
- Vitamines liquides MSM à prendre en interne. MSM signifie méthane méthyle sulfone. La nourriture végan crue contient de hauts taux de MSM. Il est dit que les MSM contribuent à la production de kératine par leur apport en souffre, qui est indispensable pour des cheveux en bonne santé.

Après-shampoings

- Un après-shampoing peu onéreux de votre choix
- Gel à l'aloe vera naturelle

Hydratants

- Eau
- Glycérine végétale
- Gel à l aloe vera

Lubrifiants

- m Glycérine végétale
- Huile végétale (olive, ricin, amande douce, sésame, noix de coco)

Stimulants

◌ Huile essentielle de menthe poivrée (1-3 gouttes)
◌ Huile essentielle d'arbre à thé (1-3 gouttes)

L'essentiel de la mixture est composé d'après-shampoing et d'eau à laquelle je rajoute une demi tasse d'un autre composant que je remplis dans un vaporisateur. J'utilise les huiles essentielles comme indiqué, juste quelques gouttes à la fois. Elles sont très concentrées et le dosage devrait être respecté. Ne versez pas de grandes quantités d'huiles essentielles dans vos produits.

Une fois après avoir appliqué le *leave in*, et que mes cheveux sont coiffés naturellement j'aime tout sceller avec un produit plus lourd que je rajoute par dessus le *leave in*. Les produits plus lourds que j'utilise, sont des lotions pour cheveux telles que des activateurs de boucles, ou des beurres (mangue, aloe vera, karité, avocat, cacao, ou coco). Soit j'utilise un de ses beurres seul, soit je le mélange avec d'autres huiles qui m'intéressent à ce moment-là. Pour sceller mes cheveux, j'utilise également des gels sans vaseline que je place par dessus le *leave in*. Les gels sans vaseline ont la même texture que la vaseline mais sont fabriqués à partir de produits végétaux, contrairement à la vaseline. Je préfère tout de même la vaseline, beaucoup la considèrent comme un produit terrible pour le corps et les cheveux, mais cela marche sur moi alors je l'utilise.

Manipulations pendant la coiffure

La dernière composante de l'étape protectrice est la manipulation du cheveux.

Méthodes De Coiffure

Il existe plusieurs manières de styliser les cheveux. Les différentes astuces de coiffure de ce livre ont pour objectif de vous aider à garder vos longueurs.

Méthode Baggie

Utiliser simplement un sac en plastique afin de couvrir vos cheveux une fois ceux-ci hydratés et scellés. Vous pouvez sécuriser le sac autour de votre queue de cheval, tresses, vanilles ou *afro puffs*.

Méthode Foulard

Couvrez votre tête à l'aide d'un foulard en satin ou en soie afin de protéger votre coiffure et vos cheveux. Vos cheveux peuvent être lissés, laissés tels quel, tressés, ou tournés en vanille, en *braid-out* ou *twist-out*, à l'intérieur du foulard.

Les *braid-out* et les *twist-out* sont des coiffures créées par le tressage ou le tournage des cheveux qui sont par la suite défaits et peignés aux doigts. Peigner les cheveux avec les doigts permet de garder le motif laissé par les tresses et les vanilles une fois que celles-ci ont été défaites.

Méthode Des Tissages

Vous pouvez également protéger vos cheveux, en utilisant des extensions. Elles peuvent être sous la forme d'extensions que l'on coud à l'intérieur des tresses plaquées, des mèches, des perruques, des demi perruques, ou fausses queues de cheval. Ces extensions marchent aussi bien voire mieux que les baggies ou les foulards pour la protection du cheveu, du moment que vous prenez soin de vos cheveux naturels. Ces styles requièrent le minimum de manipulations.

Méthodes De Manipulations Minimales

Une autre méthode protectrice consiste à ne pas coiffer ou peigner ses cheveux de la journée. Je préfère me démêler et me peigner le jour où je me lave les cheveux, mais cette méthode peut ne pas convenir à tout le monde. Souvenez-vous juste qu'il n'est vraiment pas nécessaire de styliser, séparer, coiffer ou peigner vos cheveux pendant la journée. Peu manipuler vos cheveux vous aidera à les protéger. Une fois encore, vous devrez trouver la méthode dont vous avez besoin pour comprendre comment l'utiliser pour vous-même.

Méthode Sources De Chaleur

Dernière chose, minimisez l'usage de la chaleur et des appareils de coiffure afin de protéger vos cheveux. Utiliser un fer à friser, un sèche-cheveux, ou un peigne à lisser tous les jours, endommagera à coup sûr vos pointes. Une fois endommagées, elles auront sûrement besoin d'être taillées ou coupées ; ce qui vous fera perdre une longueur importante. Avec moins de longueur gardée, vos cheveux paraîtront plus courts. Trouvez de belles coiffures qui requièrent peu de chaleur. Réduire l'usage de sources de chaleur d'une fois par semaine à deux fois par mois peut faire une grosse différence. J'aime utiliser la chaleur comme un traitement alors j'ai tendance à ne l'utiliser que deux fois par an. Ce n'est pas vraiment un sacrifice car j'aime porter mes cheveux naturellement. Encore une fois vous devrez trouver ce qui vous convient le mieux et qui pourrait s'accorder avec votre style de vie. Vous pourrez trouver d'excellentes ressources dans le DVD « *The healthy textures guide to Roller setting* » présentée par Gennifer Miller.

Comment La Méthode Grow It *Aide-T-Elle À Préserver La Structure De La Tige Capillaire*

Se couvrir la tête ou appliquer des produits pour cheveux protège les cheveux et les empêche d'être au contact d'autres éléments qu'eux-mêmes. Les différents accessoires et produits pour couvrir les cheveux, forment une barrière entre le cheveu et les éléments extérieurs. Pendant la journée, les cheveux sont protégés du vent, de l'air, des UV, des minéraux, de la pollution et des vêtements.

Pendant la nuit, vous pouvez couvrir et protéger vos cheveux à l'aide de foulards, bonnets et sacs en plastiques, mèches, perruques, et différentes coiffures tirées en arrière loin des vêtements.

Vous pouvez également utiliser des huiles ou lotions protectrices telles que l'huile d'olive, l'huile d'amande douce, l'huile de coco, ou l'huile de ricin, lotions, crèmes, vaseline et autres gels sans vaseline.

Une autre manière d'assurer la protection de vos cheveux, est d'utiliser des filtres à eau dans la douche ou le bain. Les filtres bloquent et réduisent considérablement la quantité de chlore et autres minéraux qui peuvent se déposer sur la surface de vos cheveux au contact de l'eau du robinet. Passons maintenant à l'étape 6, dont l'objectif est de vous faire pousser vos cheveux.

CHAPITRE 14

Étape 6

Tout Sur La Pousse

*F*aire pousser ses cheveux à des longueurs encore jamais obtenues nécessite un changement de pensée. Une fois que vous avez changé votre manière de penser, vous devez ensuite changer votre manière d'opérer. Ces deux changements sont nécessaires afin que vous puissiez optimiser, et profiter de la pousse de vos cheveux.

Changer Votre Manière De Penser
Pour Maintenir De La Longueur

Vos actions représentent ce que vous faites et ce que vous ne faites pas à vos cheveux. Je sais que cela peut paraître évident, mais ce sont la combinaison de l'évidence et des subtilités qui sont souvent négligées. Ce qui est évident peut être caché donc ignoré du non-initié, qui n'a pas l'œil avisé. Laissez-moi donc creuser dans cette évidence, en tirer les subtilités et faire lumière sur ce qui paraît évident.

Croyances

La première chose est la croyance. Il est important de croire que ce que vous essayez de faire est réalisable. Si vous n'êtes pas convaincue que vos cheveux peuvent pousser plus longs, vous saboterez vos progressions potentielles, et votre vraie progression. Si vous ne croyez pas que vous pouvez atteindre vos objectifs, vous serez amenée à arrêter et renoncer quelques semaines après, si ce n'est quelques jours après avoir commencé votre processus de pousse. Si vous ne pensez pas être capable d'atteindre vos objectifs, vous serez susceptible de tailler et couper le moindre progrès réalisé.

Le meilleur moyen de saturer votre esprit avec de nouvelles croyances est d'interagir avec d'autres qui ont réussi le voyage capillaire que vous voulez entreprendre. Vous pouvez le faire facilement, en prenant peu de risque, en trouvant un forum ou un blog de soins du cheveu, qui permet aux utilisateurs de partager des idées et des photos. Vous pourrez soit poser des questions ou simplement suivre les informations postées. Regarder les photos des autres peut vous aider à détecter certaines de leurs erreurs et leurs réussites, et de trouver des astuces dans leurs méthodes. Voir c'est vraiment croire. Regarder des photos, surtout des photos authentiques de progression d'une autre personne au fil du temps, est une bonne manière d'ancrer cette croyance que ce que vous voulez faire est possible. Même les plus petites réussites, telles que redonner de la brillance à son cheveu, ou gagner un centimètre et demi alors qu'ils étaient cassants, peuvent s'avérer très motivantes et stimulantes. Il y a bien des manières de booster votre capital croyance même si votre croyance est aussi petite qu'une graine de moutarde (et croyez-moi, elles sont très très petites!). Ce sera bien assez pour vous conduire sur la bonne voie. Il est très difficile de garder le cap sans croyance.

Limites

Je pense aux limites de deux manières. La première, est le fait qu'on s'impose naturellement des limites qui ne sont pas nécessaires. Vous ne saurez jamais de quoi vous êtes capable si vous n'avez pas essayé. Laissez les limites et les grandes exigences derrière vous. Et oui les exigences peuvent aussi nous limiter ! Si vos exigences ne correspondent pas à votre situation actuelle, vous pouvez les utiliser pour dire que vous n'arriverez jamais à atteindre vos objectifs. Par exemple, vous pourriez vous attendre à ce que vos cheveux s'améliorent en un mois. Ceci peut paraître anodin ou inoffensif mais si je m'étais arrêtée à de telles attentes, cela aurait été destructeur pour ma progression et ma réussite. Mes cheveux ne montrent pas d'amélioration d'un mois à un autre. J'ai pu voir certaines femmes dont les résultats étaient magnifiques seulement trente jours après qu'elles aient commencé à prendre soin de leur cheveux, mais si je m'étais basée sur ce genre d'attentes, j'aurais laissé tombé à chaque cheveu sec et cassant, ou fourchc trouvée. Pour réussir, il vous suffit juste de garder l'esprit ouvert.

La seconde manière de passer au-delà des limites, réside dans l'idée des « pas de géant ». Lorsque vous maintenez le bon cap, vous pouvez faire des bonds considérables dans l'amélioration de votre chevelure. Lorsque vous avez confiance en vous, il est plus difficile d'être touché par les commentaires de quelqu'un d'insensible et intentionnellement méchant. Mais si vous prenez un peu confiance, vous pouvez dépasser beaucoup d'obstacles, surtout les vôtres. Prendre confiance vous fortifie pour que vous puissiez passer outre les obstacles que d'autres vous imposent par leur ignorance, ou leurs commentaires négatifs. Répondre à de tels commentaires par la colère ou l'agacement, ou intérioriser ce que les gens ont dit ou fait, est un signe qui vous indique que vous avez besoin de reprendre le chemin de la confiance. Ce comportement montre que vous leur avez donné votre pouvoir. Ne le faites pas !

Ne gaspillez pas votre précieuse énergie de vie, ne perdez pas de temps avec des obstacles et des attentes, que ce soit les vôtres ou celles d'autres. Focalisez-vous sur vous-même et sur vos cheveux. Ces énergies et attention seront mieux dépensées, et vous en tirerez des avantages.

Les Élémentaires

Ce dont vous avez besoin est une routine capillaire basique et stable. Vous avez besoin de trouver des produits basiques qui fonctionnent pour vous. « Des produits qui fonctionnent », ne veut pas dire qu'en trois jours vos cheveux pousseront de cinq centimètres. Un produit qui fonctionne est un produit, une méthode, une routine qui n'endommage pas vos cheveux. Vos cheveux ne sont peut-être pas florissants, mais ils ne sont pas non plus cassants.

Beaucoup de personnes pensent ne pas avoir de routine ou régime capillaire, mais nous en avons tous. Une routine représente ce que vous utilisez ou ce que vous faites chaque jour. Si vous lavez vos cheveux toutes les trois semaines avec du liquide vaisselle, cela représente votre routine. Si vous utilisez cinq shampoings différents sur cinq jours, ceci est également une routine. Si vous faites partie de celles qui utilisent une quantité astronomique de produits, je vous suggère de simplifier votre routine. Éliminez certains produits et essayez de réduire votre routine à un shampoing, un nettoyant, et un après-shampoing que vous aimez.

Une fois votre routine simplifiée, prenez quelques minutes pour noter tout ce que vous faites à vos cheveux. Il est plus simple de noter ce que vous avez fait dans un petit calepin bon marché, plutôt que d'essayer de vous souvenir de ce que vous avez fait la fois d'avant.

Les cheveux sont étranges, vous ne savez jamais ce qui pourrait vous donner un résultat merveilleux. Si vous prenez l'habitude d'écrire ce que vous faites, et qu'un jour par surprise vous obtenez un résultat du tonnerre, vous pourrez toujours retrouver dans vos notes, d'où le petit miracle provient et le répéter avec assurance.

Une fois que vous aurez trouvé une routine de base, vous aurez une idée de ce qui maintient et stabilise votre chevelure. Et si vous souhaitez utiliser d'autres produits ou méthodes, il vous sera plus simple de déterminer ce qui pourrait marcher ou pas.

Base De Référence

La base de référence est le constat et la documentation de votre point de départ. Ce point de départ devient la base sur laquelle vous pourrez mesurer et comparer les progrès et les échecs que vous faites. Vous pouvez vous créer une base de références avec photos et prises de notes.

Je vous recommande vivement de référencer vos progrès avec des photos. Même si cela peut s'avérer douloureux et gênant de regarder vos cheveux, prenez une photo de l'arrière, des côtés droit et gauche, et du dessus de votre tête. Imprimez-les même si vous avez un journal sur le web. Une vraie photo a quelque chose qu'une photo sur le net n'a pas. Gardez ces photos à l'abri, et accessibles pour que vous puissiez les regarder lorsque vous le désirez.

Rappelez-vous que si vous n'êtes pas allée chez le coiffeur, ou dans un salon de beauté capillaire pendant quelques années, vous êtes entièrement responsable de l'état de vos cheveux. Si vous blâmez votre coiffeur pour l'état de vos cheveux et le fait que vous en ayez peu, vous êtes complètement passée à côté de l'essence de ce livre. Vous devez prendre soin de vos cheveux. Ne blâmez pas les autres à cause de votre incapacité à vous occuper, ou à choisir ce qu'il y a de mieux pour eux. Ne vous blâmez pas non plus . Acceptez seulement l'état dans lequel vous êtes et faites vous la promesse de prendre les choses en mains, et de mieux faire à partir de maintenant.

Œillères

De nombreuses personnes pensent que la vue et l'ouïe sont purement physiologiques. Elles pensent que ces sens ne sont rien que des composantes physiques du corps humain. Elles ne le sont pas ! La vue et l'ouïe sont possibles dans l'expérience humaine pas seulement grâce aux organes fonctionnels comme les yeux, les nerfs, les tympans, mais grâce au bon fonctionnement des mécanismes physiologiques et psychologiques de notre cerveau et esprit.

Les gens de notre monde expérimentent malheureusement accidents et traumas au cours de leurs vies. Et même si leurs oreilles ou yeux n'ont subi aucun dommage physique, ou s'ils ont été guéris, le cerveau et l'esprit enregistrent des blessures internes qui affectent défavorablement leur vue ou leur ouïe. Et même avec une vue ou une ouïe intacte, ils sont incapables de voir ou d'entendre. Ils se sont créés, par leurs propres expériences, des œillères les empêchant de voir le monde qui les entoure.

Vous vous demandez certainement quel rapport cela a avec les cheveux ? Le fait est que dans le cas des cheveux, vos yeux peuvent vous tromper. Le rapport que l'on entretient avec ses cheveux est purement personnel et émotionnel, et l'on sait que les émotions jouent un rôle important sur l'état d'esprit. Votre état d'esprit influence à son tour, votre perception et la manière dont vous voyez le monde à tout moment.

Techniquement, la perception ne définit pas la réalité, mais votre réalité. Si vous lâchez vos cheveux, les séchez au sèche-cheveu, puis les lissez, pour ensuite vous regarder dans le miroir, il est certain que vous serez déçue par ce que vous voyez. Encore une fois, ces limites reviennent sous la forme de limitations et d'attentes. Il est très facile de les regarder et de dire : « ils n'ont pas poussé. Ils ne sont pas plus longs qu'avant .». Ce sont les réminiscences de votre ancienne manière de penser. Vous souvenez-vous qu'il vous faut changer de manière de penser pour atteindre de nouvelles longueurs ? Cela nécessite plus que de la volonté et une pensée positive. Cela nécessite des actions. Prenez des photos !prenez des photos ! Et prenez encore des photos !

Je ne peux pas vous dire combien de fois j'ai pu regarder mes cheveux dans le miroir au cours de mon voyage capillaire, en me disant que je n'avais fait aucun progrès. Même lorsque je pensais qu'il n'y avait aucune différence, je prenais quand même des photos. Prendre ces photos a vraiment fait toute la différence, pour moi et mes cheveux. C'est pour cela que je pense qu'il est important de documenter votre voyage de photos. Cela vous évitera de les couper les jours de déception ultime, et vous aidera aussi à regarder avec un regard objectif où vous en êtes vraiment.

Il arrivera parfois qu'il vous faille des jours, voire des semaines, avant que vous puissiez être dans un état d'esprit dans lequel votre vision n'est pas obscurcie par le stress, la famille, les problèmes financiers, ou personnels. Contrairement à ce que l'on pourrait penser, une vision claire n'embellit pas la situation. Une vision claire est aussi tranchante qu'un rasoir, et peut couper le souffle par sa justesse. Saisissez-la, cultivez-la et utilisez-la !

L'idéal étant de documenter quels produits vous utilisez, comment et à quelle fréquence vous les utilisez. Qui sait, peut-être qu'appliquer votre après-shampoing avant de les laver au lieu d'après, pourrait fait une grande différence ? Vous ne le saurez pas tant que vous n'écrirez pas ce que vous faites, comment vous faites, et les résultats que vous obtenez.

Cassures

Le moment où vos cheveux cassent tout le temps est sûrement le moment où vous avez besoin de changer de routine. Cela sonne plus qu'évident, mais parfois dur à voir et à réaliser. C'est l'étape la plus difficile. Regardons cela plus en détails. Rappelez-vous de la période où vos cheveux ont le plus poussé. S'ils sont toujours à cette longueur, c'est qu'il s'agit de votre point de cassure. Une autre manière de se poser la question est de se demander « jusqu'où peuvent pousser mes cheveux sans que je ne fasse rien? ». Considérez ce stade comme votre point de cassure. Pour dépasser ce stade, je vous suggère de suivre trois étapes. Chaque étape vous demande d'acquérir savoir et information, et de les utiliser. C'est aussi simple que ça. Souvenez-vous que c'est souvent ce qui est évident qui nous échappe.

1. Identifiez le point de cassure. Restez vigilante. Observez.
2. Ne craignez pas le point de cassure et ne vous empêchez pas de faire quoi que ce soit.
3. Préparez-vous. Rentrez en action.

Nous avons déjà abordé la manière d'identifier les points de cassure. La connaissance est un très bon adversaire contre la peur qui peut parfois nous cloîtrer, c'est pourquoi nous avons tendance à répéter les mêmes erreurs aux points de cassure. La connaissance peut vous rendre plus forte et vous aidez à aller au delà de la peur. Baignez-vous dans la connaissance et laissez-la être votre bouclier. Utilisez-la pour vous préparer à passer le cap cassure et atteindre de nouvelles longueurs.

En général, les cheveux peuvent avoir des besoins différents à différentes longueurs. Voici quelques observations basées sur ma propre expérience.

Pics De Croissance : Au Niveau Des Épaules

Les cheveux poussent plus rapidement d'une tête rasée au petit afro, de l'afro au *puff*, de deux centimètres et demi à la nuque, des oreilles jusqu'à la nuque, et des oreilles jusqu'aux épaules. Lorsque les cheveux atteignent les épaules, c'est à ce moment qu'ils poussent le plus vite, mais c'est également un des points de cassure les plus connus.

Porter des *puffs*, des vanilles ou les tresser, peut aider à maintenir la pousse, jusqu'à ce qu'ils atteignent les épaules. Généralement ces coiffures laissent les pointes sans protection et exposées à l'air libre. Dans l'ensemble, le manque de protection des pointes de ces coiffures n'affecte pas la santé des cheveux. Souvent les cheveux ont été récemment coupés ou taillés, et la tige est jeune et n'a pas eu beaucoup de temps pour vieillir et s'user. Cependant, lorsque le cheveu arrive à hauteur d'épaule, ces styles peuvent avoir un impact négatif sur le maintien de la pousse.

Une fois que les cheveux sont à hauteur d'épaule, revoyez votre routine pour déterminer si vous devriez la modifier. Dans beaucoup de cas, je pense que vous devriez le faire à ce stade. Parce que lorsque les cheveux atteignent les épaules, les pointes frêles et vulnérables peuvent se retrouver coincées sous un lourd sac de livres, ou une bretelle de sac-à-main, emmêlés dans les fils de vos vêtements, ou écrasés entre votre tête et n'importe quel support que vous utilisez pour votre tête, cou, ou dos. Pour éviter ceci, vous pouvez épingler vos pointes sous un sac plastique, couvert d'un chapeau ou d'un foulard, ou vous pouvez porter une fausse queue de cheval par dessus vos cheveux.

Il y a un menu complet de coiffures protectrices dans lesquelles vous pouvez piocher. Choisissez-en quelques unes et trouvez celles qui marchent le mieux pour vous.

Pour les fortifier pendant la nuit, mettez de l'huile sur vos pointes Si vous et votre coiffure le supportent, rajoutez une petite couche de crème ou d'huile plus lourde sur la première couche d'huile.

Si vos cheveux n'aiment pas l'huile, pulvérisez-les avec de l'eau ou une décoction à base d'eau et rentrez vos pointes pendant la nuit.

Cassures Les Plus Fréquentes : En Dessous DesÉpaules, Avant La Taille

Les cassures les plus fréquentes sont celles qui arrivent à hauteur d'épaule, jusqu'en dessous des aisselles, des aisselles à mi-dos, et de mi-dos à la bretelle de soutien-gorge. La plupart des femmes laissent tomber lorsque leurs cheveux atteignent leurs omoplates et au niveau des bretelles C'est une grosse étendue à couvrir.

Parce que chaque personne est différente, vous allez devoir vous appuyez sur vos connaissances, vos photos, toute votre routine, et régime de soin pour déterminer ce que vous devrez faire une fois arrivée à cette étape cruciale. Vous découvrirez certainement un nouveau point de cassure, à partir de votre nouvelle longueur.

Appliquez la formule *Break Point* : identifiez la cause, n'ayez pas peur et préparez-vous. Restez ouverte à différentes options, soignez plus et soyez plus attentive aux pointes.

Croissances Les Plus Lentes : Des Épaules À La Taille, De La Taille À La Hanche

D'après mes observations la croissance la plus lente du cheveu arrive au niveau des épaules jusqu'à la taille, et de la taille aux hanches. Ce qu'il y a d'intéressant c'est que certains de vos cheveux pousseront vite à ces stades-là. Obtenir une masse importante de cheveux, épaisse et uniforme demande beaucoup de soins. C'est pour cela que ces périodes de pousse sont les plus lentes à atteindre.

C'est à ce moment que la méthode *Goal Point* peut être la plus utile. J'utilise cette méthode pour épaissir mes pointes. Vous trouverez la méthode *Goal Point* détaillée plus loin, dans une section ultérieure. Lorsque quelques cheveux atteignent ce stade, et je constate que ce stade est mon nouvel objectif, je me mets en action. Je vérifie bien que mon nouvel objectif de longueur n'est pas pas plus grand que quatre centimètres. Si la différence entre la masse de vos cheveux et ces quelques cheveux plus longs est trop importante, vous aurez la sensation que le reste a du mal à les rattraper. Ceci vous poussera très certainement à couper ou à tailler les pointes. Et vous serez alors découragée par ce que vous pensez être un manque de progrès. Si la différence est moins grande, vous aurez moins de temps à attendre avant que vos cheveux ne s'égalisent. Cette attente moins longue pourrait vous encourager à vous tenir à vos régime et méthode, et ainsi atteindre de plus grandes longueurs.

Si la différence est plus grande, vous pouvez toujours tailler les pointes jusqu'à la taille recommandée. Puis, gardez vos cheveux taillés à cette nouvelle longueur et nourrissez-les.

Prendre des photos est très important aux deux stades suivants : lorsque vous laissez pousser vos cheveux jusqu'à votre taille, et jusqu'à vos hanches. C'est à ces stades que j'ai cru que mes cheveux avaient arrêté de pousser. Mais parce que j'ai pu regarder mes photos, je me suis rendue compte que les côtés avaient poussés, ou que le centre était plus épais et plus garni. Ces détails n'ont peut-être pas eu d'impact sur la croissance de la masse de mes cheveux, mais ils ont incontestablement eu un impact sur mon état d'esprit.

À ces moments-là, parce que je pensais que mes cheveux avaient arrêté de pousser, j'ai été tentée de les couper de quelques centimètres, pour qu'ils s'épaississent à cette longueur que je pensais être ma longueur définitive. Cela aurait été une énorme erreur. J'ai pu garder en tête un « peut-être » et une attitude positive, parce que j'étais en possession de ces photos.

L'élément commun qui se glisse dans tous ces points de cassure est le fait que plus les cheveux poussent, plus ils vieillissent. Les cheveux sont le reflet de votre vie, plus ils sont vieux, plus ils sont susceptibles d'être fragiles. Vous pouvez fortifier votre corps par les produits que vous utilisez, la nourriture, et les différentes choses que vous absorbez. Simplement parce que le cheveu est plus vieux, il est plus fréquemment exposé à des situations de cassure. Même si vous les traitez avec le plus grand soin, ou comme de la soie ou du satin, le simple fait qu'il soient plus vieux les expose à la casse.

Je suppose que les vieux cheveux pourraient être comparés à de vieux citoyens avec une santé de fer. Même si vous êtes une personne qui arrive au crépuscule de sa vie en pleine forme, certaines choses ne vous seront plus permises par votre corps. Il faut comprendre que ce n'est pas une limite qui s'impose à vous mais seulement une question de bon sens.

Tirer et détendre des cheveux plus longs et plus vieux les cassera à un moment ou à un autre. N'essayez pas de le faire. Eh oui plus votre arsenal de connaissance s'améliorera, plus vos cheveux deviendront forts et en meilleure santé. Cependant, gardez toujours quelque part dans votre tête que plus vos cheveux sont longs et plus ils sont vieux. Traitez vos longs cheveux comme les vieilles personnes qu'elles sont. Honorez-les et continuez à les manipuler avec douceur. Gardez en tête qu'à chaque fois que vous manipulez vos cheveux, on vous présente une nouvelle opportunité de les vénérer et de les honorer, en les traitant avec soin et conscience ; ou de les endommager, rebasculant ainsi dans un cycle de cassures et d'échecs.

Transformez Vos Actions Pour Des Cheveux Plus Longs

Soin Des Pointes

Les pointes épaisses et pleines, sont-elles des pointes qui poussent naturellement ou sont-elles créées et entretenues?

Pour les rares personnes dont les cheveux poussent tous à la même longueur en même temps, les pointes poussent naturellement. Pour les autres faisant partie du commun des mortels, les pointes sont créées et entretenues. Très bonne nouvelle, n'est-ce-pas !

Créer de belles pointes ne dépend pas de produits utilisés mais de réflexion et d'actions. Idéalement les pointes ont l'air plus épaisses et pleines pour les raisons suivantes :

- la masse de cheveux a la même longueur
- les pointes sont taillées et égalisées
- les cheveux n'ont pas de fourches
- les pointes ne sont pas abîmées ou cassées
- les pointes ne sont ni fragiles, ni sèches, ni ternes

La méthode *Goal Point* est une manière d'obtenir des pointes égalisées. Un ami de confiance, ou un professionnel peut vous aider à tailler vos pointes pour qu'elles soient toutes de la même longueur. Les tailler peut également vous aider à vous débarrasser des fourches visibles. Protéger vos pointes vous aidera à les garder souples, douces et hydratées. Si elles sont plus fines que la masse, ou si vous pouvez voir à travers vos pointes plus qu'à travers le reste, elles sont donc fines. Cela dit tout ceci est relatif, ne comparez pas l'épaisseur de vos cheveux avec celle d'une autre personne. Si vos cheveux ont la même épaisseur de la racine à la pointe, mais sont plus fins que ceux de votre amie, cela ne veut pas nécessairement dire que vos pointes sont fines. Vos cheveux sont simplement globalement plus fins qu'une autre personne. D'un autre côté, si vos cheveux sont plus épais à la racine qu'a la pointe, vos pointes sont fines ou très fines.

Pour les cheveux afro naturels,avoir des pointes fines peut soit vouloir dire que vos cheveux sont cassants, soit qu'ils poussent. Si vous remarquez que celles-ci sont fines, comment savoir si c'est une bonne ou mauvaise chose ? D'abord posez vos ciseaux, et attendez d'être sûre de vouloir les tailler.

Si vous le pouvez, lissez ou étirez toute la chevelure. Ne lissez pas une section à la fois. Il est préférable de tout lisser et étirer en une fois. Prenez ensuite une belle photo claire de l'arrière de votre tête afin de mesurer la longueur de vos cheveux. Vous pouvez ensuite continuer votre routine ou régime au moins un mois. Lissez à nouveau vos cheveux à la fin de ces quatre semaines et reprenez une photo.

Considérez la première photo réellement importante comme votre base de référence. A la fin des quatre semaines suivantes, regardez la deuxième photo. Si vos cheveux sont plus courts ou de la même taille qu'avant, et les pointes sont fines, il est possible que vos cheveux cassent. Si vos cheveux sont plus longs mais que vous pouvez voir un petit peu à travers les pointes , ou qu'elles sont plus fines, il est plus que probable que vos cheveux poussent.

Si vos cheveux sont cassants, vous aurez besoin de les stabiliser. Essayez de comprendre pourquoi ils cassent car il peut y avoir plusieurs raisons possibles. Utilisez vos photos, prises de notes sur les produits, routines et résultats pour vous aider à identifier ou éliminer les problèmes ou coupables potentiels. Si vos cheveux sont plus longs mais les pointes sont fines, choisissez si vous gardez la longueur ou si vous les coupez. Si vous décidez de garder cette longueur, utilisez la méthode *Goal Point* détaillée ci-dessous.

Méthode *Goal Point*
Comment Atteindre De Nouvelles Longueurs

Accepter La Transition

Les cheveux inégaux sont des cheveux qui forment un V ou un Y au niveau des pointes ; ou des cheveux dont les pointes ont l'air fourchues. Une des étapes les plus dures est de se défaire de l'idée que des cheveux inégaux sont nécessairement en mauvaise santé. Dans beaucoup de situations, les cheveux inégaux ont seulement l'air en mauvaise santé parce qu'ils ne sont ni taillés ni soignés. Il ne sont qu'en transition et pas forcément en mauvaise santé.

Nous savons tous qu'avant d'arriver à l'étape finale du « changement », certaines étapes sont à franchir. Vous pensez que ceci ne concerne que les autres, n'est ce pas ? Faux, cela vous concerne également ! Si vous voulez que vos cheveux soient parfaitement égaux à chaque étape de leur croissance, vous pouvez y arriver, mais s'il vous plaît, comprenez bien que la rapidité à laquelle vous pourrez garder vos longueurs sera retardée. Cependant, si vous voulez faire pousser vos cheveux aussi vite que possible et optimiser vos nouvelles longueurs, taillez vos cheveux n'est définitivement pas la bonne solution.

Ce n'est qu'une question de contexte et vous devez vous attendre à avoir des mèches inégales à un moment de votre voyage capillaire. Ce que vous en faites définira si vos cheveux se portent bien avec cette nouvelle longueur.

Nous partons du principe qu'à présent, vous avez mis en place une routine, et que vous protégez vos pointes. Si toutes les composantes sont en place, le résultat le plus probable sera des cheveux inégaux mais intacts. Rappelez-vous que quelques fourches sont inévitables. Peu importe à quel point vous prenez soin de vos cheveux, vous en aurez toujours quelques unes.

Pendant que vous attendez que la masse de vos cheveux atteigne une nouvelle longueur, restez belle et appréciez vos cheveux. Essayez de trouver de belles coiffures qui ne reposent pas sur des cheveux bien taillés. Tresses, boucles, et vanilles, sont des styles qui collent parfaitement avec cette période de transition.

Usez d'un peu d'imagination et d'expérimentations pour trouver un style ou plusieurs que vous aimez porter. Si vous ne vous sentez pas attirante et n'aimez pas les options que vous utilisez, vous ne serez pas susceptible de poursuivre votre quête de croissance. Cela demande des efforts de trouver des styles que l'on aime, mais nous savons tous que sans effort, vos cheveux resteront à leur point de cassure habituel.

Quand Et Pourquoi Utiliser La Méthode Goal Point

Chaque mèche de cheveux ne pousse pas à la même vitesse, et en même temps. Si vous faites pousser vos cheveux plus longs, la masse ne sera pas la partie la plus longue. Théoriquement, si une mèche de cheveux peut atteindre de nouvelles longueurs, le reste le peut aussi. Des mèches individuelles et des petites sections de cheveux pousseront en premier. Cette méthode vous permettra de reconnaître, nourrir, supporter, et protéger ces mèches jusqu'à ce le reste les rattrape.

Comment Utiliser La Méthode Goal Point

1. Déterminez votre objectif. Il se focalisera probablement sur des nouvelles longueurs. Les cheveux leaders, ou les premiers à avoir atteint une plus grande longueur seront vos indicateurs.

2. Ne laissez pas les cheveux leaders atteindre plus de quatre centimètres de plus que les autres. Premièrement, les cheveux les plus longs et les plus fins seront difficiles

à entretenir car ils sont vulnérables et peuvent casser. Deuxièmement, vous pourriez perdre patience s'il y a trop de différence entre la masse des cheveux et les cheveux leaders.

3. Nourrissez et protégez les cheveux leaders. Gardez-les à la longueur de votre objectif car il s'agit de la longueur de masse capillaire que vous voulez atteindre.

4. Une fois que la masse a atteint la même longueur que les cheveux leaders, taillez-les à la même longueur. Gardez à l'esprit qu'au fur et à mesure que la masse pousse, les mèches leaders pousseront également. C'est pour cette raison que vous devriez toujours savoir exactement sur votre corps où se situe votre objectif de longueur. La prochaine fois que vous détendez ou lissez vos cheveux, peut-être qu'ils auront dépassé votre objectif, et que votre masse capillaire sera arrivée au même niveau, ou aura également dépassé cet objectif. Encore une fois, les photos sont importantes pour savoir si les cheveux s'approchent ou dépassent votre objectif.

Voici la méthode pour obtenir des pointes plus épaisses, et obtenir une chevelure en santé et plus belle de la racine aux pointes. En d'autres termes, une nouvelle longueur et un résultat magnifique.

Lorsque vous utilisez la méthode *Goal Point*, vous pouvez vous rendre compte de quel cheveu, cheveux, et section de cheveux poussent en premier. Les cheveux leaders peuvent être sur le côté, au milieu du dos, sur le côté arrière gauche, ou le côté arrière droit de votre tête. Ces cheveux leaders indiquent la nouvelle longueur que vous pourriez atteindre, et ils vous montrent que vos cheveux poussent effectivement. Ceci est votre modèle de croissance. Si vous le connaissez, vous pouvez utiliser votre savoir pour atteindre de plus grandes longueurs en évitant de les tailler prématurément.

Taillez-Les Avec Conscience, Gardez Votre Objectif À L'esprit

En tant que partie de votre méthode de croissance, tailler les cheveux de la bonne manière est l'une des étapes tristement évidente, qui n'est pas aussi évidente et claire qu'elle en à l'air lorsqu'il s'agit de vos propres boucles, pour lesquelles vous avez travaillé si dur. Au lieu d'agoniser sur ce que vous devriez faire, regardons ensemble les différentes options qui s'offrent à vous. Cela pourra vous aider à déterminer ce qui est le mieux pour vous.

Devriez-vous taillez vos cheveux à leur état naturel ou lorsqu'ils sont lissés ? Ceci dépend vraiment de vos préférences de coiffure. Il n'est pas important pour moi que mes cheveux naturels soient égalisés. Mes pointes ont tendance à boucler, tourner et remonter, cachant leur véritable taille.

Cela dit, j'aime me lisser les cheveux pour des occasions spéciales. C'est seulement à ces moments-là que j'aime avoir de belles pointes bien égalisées, soit en coupe droite, soit en U ou en V.

Vous pouvez tailler vos belles pointes avec toutes ces formes, alors celle que vous choisirez n'a vraiment pas d'importance. Pour moi ce qui importe est la régularité et l'épaisseur de mes cheveux. C'est pour cela que je préfère les tailler lorsqu'ils sont lisses.

Parce que nos cheveux ont une tendance naturelle à remonter, je ne les taille pas lorsqu'ils sont naturels. Un seul faux pas pourrait faire reculer les progrès de plusieurs semaines si ce n'est pas de plusieurs mois. Par contre, si votre coupe principale est naturelle, sans lissage, n'hésitez pas, et taillez vos cheveux naturels.

Pour résumer, taillez et donnez une forme à vos cheveux selon la coiffure qui vous importe le plus. Vous devrez juste trouver de quelle manière vous voulez les porter.

Devriez-Vous Taillez Vos Cheveux, Lorsqu'ils Sont Tressés, En Vanille, Ou Lâchés ?

Même si vous ne lissez jamais vos cheveux, vous devez quand même choisir quand les tailler. Certaines femmes taillent les fourches lorsque leurs cheveux sont tressés, ou tournés en vanille. Si vous ne craignez pas la forme qu'ils prendront lorsque vous déploierez votre crinière, allez-y, taillez-les pendant qu'ils sont tressés ou tournés en vanille.

Cependant, souvenez-vous que lorsque vos cheveux sont tressés, il vous est impossible de voir toute votre tête, et vous prenez donc le risque de couper une section plus courte que le reste. S'il est possible que vous les portiez détachés à un autre moment, il serait préférable qu'ils soient symétriques et égalisés. Vous pourriez alors être tentée de « résoudre » le problème d'inégalités entre la taille de la masse des cheveux, et celle de sections plus courtes, et au moment où vous aurez tout égalisé, vous regarderez sûrement dans le miroir pour vous apercevoir que vous avez coupé toutes vos longueurs. Mauvaise surprise n'est-cepas !

Couper pour redonner une forme à vos cheveux, n'est pas une mauvaise chose en soi. Restez juste alerte et taillez vos cheveux en ayant conscience du résultat possible. De cette manière vous minimiserez vos regrets.

Vous taillerez vos cheveux en toute conscience et compréhension, et vous arriverez aux longueurs que vous voulez, non par hasard mais intentionnellement.

Tailler ses cheveux secs ou mouillés ?

Cela dépend vraiment de la nature de vos cheveux, et de vos préférences. Mes cheveux restent bouclés lorsqu'ils sont mouillés, et ils peuvent avoir différentes tailles à des moments différents, selon l'endroit où l'eau tombe, et l'endroit où ils sont le plus mouillés. Les cheveux mouillés sont trop peu fiables pour que je les taille à ce moment-là. Certaines femmes ont les cheveux très raides lorsqu'ils sont mouillés. Elles peuvent voir clairement ce qui a besoin d'être taillé. Si c'était mon cas, je taillerais certainement mes cheveux lorsqu'ils sont mouillés. Encore une fois, c'est à vous de déterminer ce qui est le mieux pour vous.

A quelle fréquence devrais-je tailler mes cheveux ?

Si vous êtes arrivée à une taille que vous aimez beaucoup et que vous voulez garder, je vous conseille de tailler vos cheveux toutes les six à huit semaines. C'est assez long entre deux tailles pour que vos cheveux aient pris un ou deux centimètres. Si vos cheveux poussent tous à la même longueur, cela vous aidera à atteindre la prochaine longueur avec de belles pointes épaisses.

Je ne taille pas mes cheveux très souvent, car ils ne poussent pas de manière homogène. Lorsque ma routine fut stable et que je commençai à utiliser des coupes protectrices, et des méthodes, j'ai remarqué que je pouvais tenir plus longtemps sans qu'ils s'effilochent. J'ai alors expérimenté, en commençant pendant six mois, douze, puis dix-huit sans aucune taille.

Douze mois étaient pour moi, le temps optimal sans taille. Six mois étaient trop courts pour que la masse de mes cheveux prenne une nouvelle longueur. Dix-huit mois trop longs par rapport à mes attentes, et la longueur que prenaient mes cheveux, pour que finalement je sois déçue du résultat après les avoir lissés.

C'était trop long pour que mes pointes fragiles ne durent sans se casser. Encore une fois vous devrez regarder votre situation et déterminer ce qui marche le mieux pour vous. Il y a pleins de solutions et la méthode reste toujours la même.

Quelle longueur devriez vous tailler ?

Pour savoir quelle longueur tailler, je reviens toujours à la méthode *Goal Point* : je taille mes cheveux lorsque la masse a atteint une nouvelle longueur.

Il y a eu des périodes où mes cheveux ont atteint de nouvelles longueurs et ou mes pointes n'étaient toujours pas en aussi bonne santé que je le voulais. Il y a aussi eu des périodes où je les ai taillés plus que je ne le voulais, et d'autres où mes repousses étaient longues, fines et parfois fourchues. A ces moments-la, j'ai parfois gardé la longueur, en taillant seulement de trois à six millimètres. Ceci revient à connaître vos objectifs, et prendre conscience de ces objectifs à chaque fois que vous décidez de les tailler.

Comment La Méthode Goal Point Aide-T-Elle À Préserver La Structure De La Tige ?

La méthode Goal Point vous empêche de couper vos progrès sans raison. Obtenir une nouvelle et meilleure condition capillaire et des longueurs que vous n'avez jamais eues auparavant, demande un changement de paradigme ou de pensée. Ce changement de paradigme influence vos actions. Tout le monde sait que pour obtenir des résultats différents, il est logique de changer ses actions. Mais combien d'entre nous continuent à faire la même chose jour après jour, et se demandent après pourquoi rien ne change. Ceci est parce que même si nous sommes des êtres logiques, nous avons besoin d'intégrer émotionnellement une nouvelle idée ou concept avant de s'y attacher et d'effectuer les changements qui nous aideront à atteindre les résultats que nous désirons. Nous avons besoin de sentir et de croire, et de se connecter à cette nouvelle action qui nous emmènera à notre objectif. La logique ne crée pas ces connections. Les émotions oui.

En terme de croissance capillaire, la méthode *Goal Point* vous permet de garder vos objectifs en tête. Ceci est un rappel qui vous aide à croire et sentir que ce que vous visez est atteignable.

Peutêtre que vous y penserez à deux fois avant de couper ou tailler vos repousses, parce que maintenant, au lieu de penser : « Je n'y arriverai jamais ! », vous penserez « peut-être que ! »

La méthode *Goal Point* nous permet de satisfaire nos besoins psychologiques de progrès. Vous pouvez vous accrocher à vos mèches en santé avec un objectif clair et voulu en tête. Psychologiquement cette méthode de taille est beaucoup plus satisfaisante. Non seulement vous gagnez des longueurs, mais vous pouvez également les garder sans que vos cheveux ne deviennent, ou n'aient l'air en mauvaise santé.

Encore une fois, souvenez-vous que les pointes inégales ne sont pas nécessairement en mauvaise santé. Si vous avez une solide compréhension de cette méthode, vous aurez moins tendance à plier sous la pression de vos amis et de votre coiffeur dans votre poursuite de croissance capillaire.

CHAPITRE 15

Faire Pousser Des Cheveux Plus Longs En Meilleur Santé

La méthode *Grow It* consiste en une série d'étapes qui sont à faire régulièrement et dans un ordre spécifique, avec l'unique objectif de préserver la structure du cheveu aussi longtemps que possible. Plus la structure du cheveu reste intacte, plus vous aurez la possibilité d'atteindre vos objectifs.

L'implantation de ce modèle vous apportera une meilleure santé et longueur de cheveux. Voici ce que l'on voit si l'on structure la méthode comme une pyramide, avec l'étape initiale à la base.

Voici ce que l'on voit :

La Méthode *Grow It*

Étape 6	**Croissance**	*Changez votre manière de penser*
Étape 5	**Protection**	*Protégez vos cheveux de toutes agressions extérieures*
Étape 4	**Hydratation**	*Assouplissez la structure du cheveu et rendez-la maléable*
Étape 3	**Soins**	*Lissez les cuticules vers le bas*
Étape 2	**Nettoyage**	*Minimisez l'usure des cheveux en réduisant le nombre de manipulations*
Étape 1	**Démêlage**	*Minimisez les dommages en réduisant le stress placé sur le cheveu.*

Passer D'un Cercle Vicieux À Un Cercle Vertueux.

Les Bienfaits D'une Routine Stable

Une fois vos cheveux stables, vous n'aurez que de petites, voire pas de casse, aucun problème important de démêlage, et pas de chute de cheveux importante pendant votre toilette. Vous pourrez vous réjouir d'avoir enfin trouver ce qu'il vous faut.

Si vous ressentez le besoin d'expérimenter, c'est le moment opportun de changer ou mettre au point un nouveau régime, ou d'utiliser des nouveaux produits ou méthodes qui vous intéressent. Ne changez qu'un produit à la fois, sinon il pourrait vous être difficile de discerner quels nouveaux produits marchent et quels nouveaux produits ne marchent pas. Un changement mal organisé pourrait vous faire à nouveau glisser dans un cercle vicieux.

Documenter Votre Croissance

Prenez des photos et placez-les dans un endroit où vous pouvez vous y référer. Les photos vous permettront de voir ce que l'esprit et les yeux ne voient pas. Écrivez vos objectifs, vos routines, vos concoctions, vos épiphanies, et vos découvertes. Les informations écrites et les photos vous permettront de déterminer des modèles pour vous cheveux mais aussi pour votre propre comportement.

Le Pouvoir Vient De La Réalisation De Vos Objectifs Capillaires.

Lorsque vous atteignez vos objectifs, votre succès se répand dans d'autres secteurs de votre vie. Vous vous êtes fixée des objectifs, créée un plan d'action, et mis en place ce plan d'action. Au cours de votre voyage, vous avez modifié le plan pour qu'il corresponde à votre situation du moment pour mieux atteindre vos objectifs.

Ceci porte le nom de coaching et vous pouvez l'appliquer à toutes les facettes de votre vie.

Atteindre vos objectifs capillaires vous fait vous sentir bien, et pas uniquement parce que vous êtes belle, mais parce vous avez accompli quelque chose d'important à vos yeux et par vousmême. Ceci est très gratifiant. Prenez ce sentiment et ces actions pour créer, et appliquer les à d'autres secteurs de votre vie. Créer ce sentiment de pouvoir et d'accomplissement dans votre éducation, dans votre coaching personnel, dans votre carrière, avec votre santé, vos relations et vos situations financières. Rien n'apporte le succès mieux que le succès.

Utilisez Votre Voix Au Sens Propre Et Au Sens Figuré

Atteindre vos objectifs de soin du cheveu demande que vous exprimiez tout haut vos besoins et que vous déterminiez ce qui est le mieux et le pire pour vous. Il n'y a que vous qui puissiez déterminer quelles procédures, méthodes, et routines marchent. Ceci demande des essais et des erreurs. Vous devez agir et penser pour vous. Personne ne peut, et ne devrait choisir à votre place. Tout le monde peut vous suggérer des réponses, mais au bout du compte vous restez maîtresse de vos propres décisions. Vous devez absolument trouver par vous-même les bonnes solutions.

Tous les coiffeurs ne sont pas mauvais. Il y a des professionnels qui fournissent de bons services. Avec tout professionnel, vous devez le guider pour qu'il vous donne une qualité de service maximale. Vous devez être capable de décrire clairement ce dont vous avez besoin et si vous n'obtenez pas ce que vous voulez, vous devez avoir assez de courage pour vous lever et partir. Vous devez savoir exactement ce dont vous avez besoin et ce que vous voulez avant d'aller vous asseoir dans le fauteuil d'un coiffeur. Sinon vous serez souvent amèrement déçue.

Ne parlez pas en mal de vos spécialistes du soin, et ne mettez pas tout le monde dans le même sac. Il y en a des bons et des mauvais. Apprenez à dégager le meilleur des gens et des situations, pour qu'ils soit bénéfiques pour vous et pour les autres.

Synthèse De La Méthode Grow It

Une implantation correcte de la méthode *Grow It* conduit à une plus longue vie de la structure du cheveu. Ce qui veut dire que chaque cheveu vivra plus longtemps avant de fourcher et de casser. En utilisant cette méthode, vous minimiserez les dommages causés à vos cheveux, et vous les préserverez mieux au fil du temps. Vous aurez moins de fourches.

Étape 1 : Le démêlage aux doigts

Les appareils mécaniques, tels que les peignes et les brosses, peuvent écailler la tige de chaque cheveu, laissant les composantes internes du cheveu nues et exposées aux dommages. Utilisez vos doigts pour vous démêler les cheveux. Ceci réduira la possibilité de dénuder la tige du cheveu.

Étape 2 : Le nettoyage

De bonnes méthodes de nettoyage, vous aideront à garder le cheveu libre d'un trop grand nombre de nœuds et de résidus de minéraux, qui peuvent bloquer les traitements, et rendre vos cheveux secs. Tresser ses cheveux avant de les nettoyer, minimise les manipulations, protège la tige capillaire, et minimise le besoin d'utiliser des appareils mécaniques comme les brosses et les peignes. Un clarifiant à fréquence d'une fois par mois aide à retirer les résidus de produits.

Étape 3 : Le soin

Lorsque le cheveu est mouillé, il est fragile mais également flexible. Des cheveux afro naturels, sont plus enclins aux dommages lorsqu'ils sont brossés secs, parce qu'ils sont moins flexibles et souples. Le mieux parmi ce qu'il y a de pire, est de les brosser lorsqu'ils sont mouillés, et lubrifiés. Le meilleur moment pour les brosser est pendant le soin.

Étape 4 : L'hydratation

Lorsque le cheveu est maintenu hydraté, les écailles ne durcissent pas. L'hydratation aide à préserver la structure du cheveu intacte en la gardant souple et flexible. Ceci empêche le cheveu de devenir trop sec et fragile, et de ce fait cassant.

Étape 5 : Protéger le cheveu

Réduisez au maximum l'exposition de vos cheveux à l'environnement extérieur : les rayons du soleil, le vent, et les produits chimiques oxydants comme le chlore et l'eau dure. Vous pouvez couvrir vos cheveux à petits prix. Vous pouvez également vous procurer un filtre à eau pour la baignoire et/ou la douche. Selon l'emplacement de votre filtre, il peut efficacement réduire la quantité de chlore et de minéraux contenue dans l'eau du robinet.

Cette réduction rend l'eau plus douce. Si moins de minéraux se déposent sur vos cheveux, vous aurez moins de résidus de produits collés à vos cheveux. Une quantité plus faible de minéraux signifie que des quantités plus faibles de résines seront attirées par l'eau pour ensuite se déposer sur vos cheveux.

Étape 6 : Croissance du cheveu

La méthode *Grow It* tente de minimiser les dommages causés à la tige capillaire en implantant des techniques de préservation de sa structure. Inévitablement, les cheveux vieillissent et s'usent. L'objectif étant de créer une méthode de toilette qui vous aidera à prolonger la vie de la structure de vos cheveux.

Plus la structure du cheveu restera intacte, plus vos cheveux seront susceptibles de paraître en bonne santé. Et plus vos cheveux resteront en bonne fivsanté, plus ils auront le temps de pousser. Plus ils pousseront, plus vous aurez la possibilité d'atteindre de nouvelles longueurs. Faites-les pousser ! Cultivez-les !

References

Frangie, Catherine M. *Milady's Standard Cosmetology*, Thomson Delmar Learning, USA. 2008

Gray, John. *The World of Hair: A Scientific Companion.* From D and G Hair Care Research Center, New York. 1997

Hallal, John. *Milady's Hair-Care Product and Ingredients Dictionary.* Thompson Delmar Learning, Canada. 2004

Hampton, Aubrey. *Natural Organic Hair and Skin Care: Including A to Z Guide to Natural and Synthetic Chemicals in Cosmetics*, 1st Edition. Organica Press, Florida. 1987

Hampton, Aubrey. *What's in Your Cosmetics? A Complete Consumer's Guide to Natural and Synthetic Ingredients.* Odonian Press, Arizona. 1995

Michalun, Natalie and Michalun, Varinia, *Skin Care and Cosmetic Ingredients Dictionary (Milady's Skin Care and Cosmetics Ingredients Dictionary).* Milady Publishing Company, New York. 1994

Smeh, Nikolaus J. *Creating Your Own Cosmetics—Naturally: The Alternative to Today's Harmful Cosmetic Products.* Alliance Publishing Company, Virginia. 1995

Cosmetic Mall (www.cosmeticmall.com)

Hair Coloring Tips (www.haircoloringtips.com)

Malibu Wellness (www.mailibuwellness.com)

Ask a Scientist (http://www.newton.dep.anl.gov/askasci/gen99/gen99504.htm)

Wise Geek (wisegeek.com)

15022752R00073

Printed in Poland
by Amazon Fulfillment
Poland Sp. z o.o., Wrocław